JN124367

改訂 栄養教育・指導実習

関口 紀子
編著

色川木綿子・宇和川小百合・塩入 輝恵・七尾由美子
西山 良子・森　　久栄・渡邊 美樹・蕨迫栄美子
共著

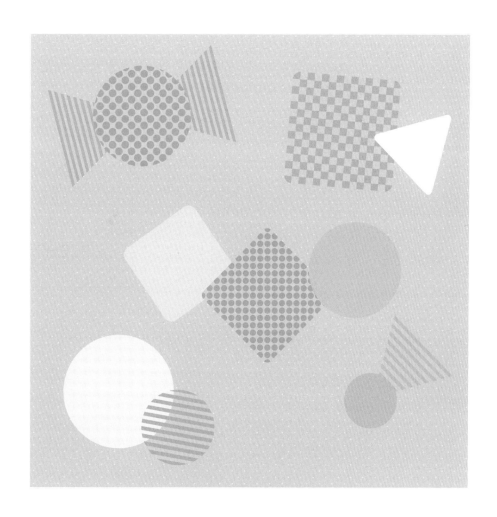

建帛社
KENPAKUSHA

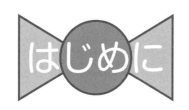

はじめに

　日本では，がん，心疾患，脳血管疾患，糖尿病などの生活習慣病の発生率が増加しており，一次予防に重点を置いた対策が望まれている。また，少子高齢社会が進行する中で要介護者も年々増加しており，医療費も増加の一途にあり，国民経済に多大な影響をもたらしている。

　今日，人びとの食生活には食品および加工食品が多く出回り，調理する機会は減り，中食や外食利用者が多く，食情報も豊富であり，人によっては，嗜好を優先することによって，栄養過剰やバランスが崩れ，さらには生活構造の変化から身体活動の減少などにより健康障害に至ってしまう場合がある。

　このような国民の現状において，人びとのQOL（生活の質）の向上と健康寿命の延伸および健康的な社会を実現するために，「栄養教育・指導」の必要性が社会的要請として高まっており，管理栄養士・栄養士の社会的役割がますます重要なものになっている。

　国においては，国民健康づくり施策として現在「健康日本21（第2次）」が2013年より開始されている。その他の施策内容等も加味し，示されている目的・目標を達成できるような栄養教育・指導活動を展開していくことが求められている。

　栄養教育・指導を行うにあたっては，個人や集団の問題点を正しくとらえ，さまざまな視点から検討し，原因を解明し，対象者にもっとも適した手法を利用して，よりよい方向に導くことが重要である。また指導する側の栄養士はより多くの知識や経験を必要とする。

　本書は，管理栄養士国家試験ガイドラインおよび日本栄養改善学会のモデルコアカリキュラムに準拠した内容構成とした。

　また，栄養教育・指導マネジメントサイクル（PDCA）に基づく流れを基本とし，事例などを盛り込み，実習をスムーズに進行できるよう心掛けた。

　「栄養教育（指導）実習」を学ぶにあたっては，栄養学をはじめとする基礎科目，応用科目としての臨床栄養学や公衆栄養学，栄養教育論などをマスターしたうえで，実践をとおして具体的な理論および方法を修得する。短期間で教科を履修しなければならないため，同時進行で学ぶ教科も往々にしてあり得るのが現実である。

　よって本書では限られた履修単位の中で，実習をとおして管理栄養士・栄養士に必要な理論と技術が修得できるよう考慮し，各章に演習を設け，課題を提起し，学習内容をよく把握できるようにした。

　今後，不備な点等をご指摘いただき，必要に応じて，その都度，改定補足をすることとしたい。

　本書の発刊に際して，参考にさせていただいた文献・資料などの執筆者，ならびに建帛社の方々に，心より御礼を申し上げる。

2016 年 3 月

編著者　関 口 紀 子

改訂にあたって

　現在，国の健康づくり施策として健康日本 21（第 2 次）が進められている。中間評価においては，よりよい方向に向いている評価であるが，施策で健康行動変容が起きていない無関心層に対するアプローチが必要とされている。また超高齢社会の中で高齢者の介護予防・フレイル対策は健康寿命の延伸を図るうえで重要視され，より一層の推進が望まれている。管理栄養士・栄養士には，栄養・食生活面から，個々人の状況に対し科学的根拠に基づいたきめ細かい支援が求められている。

　本書は 2016 年の初版発行から 4 年が経過した。掲載されている資料の中で，近年の科学的知見や社会環境等の変化に合わせて改正されているものについては，最新の情報に改めた。主なものとしては，「日本人の食事摂取基準（2020 年版）」「授乳・離乳の支援ガイド（2019 年改定）」「第 3 期　特定健診・特定保健指導」である。

　管理栄養士・栄養士の日々の業務では，必ず PDCA マネジメントサイクルの一連の流れを頭に置き栄養教育・指導を行うことが必要であり，実施後には統計処理による評価をすることが大切である。統計処理方法については，さらにわかりやすく学べるように改めた。

　最後に，管理栄養士・栄養士の職域は多岐であるが，学生の皆さんには基本をしっかりと学んでいただき，将来国民の健康増進と QOL の向上に貢献できる人材となることを期待します。

2020 年 3 月

編著者　関 口 紀 子

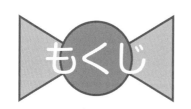

もくじ

● 第4章　栄養情報の収集と活用

第5章　栄養教育計画

第9章　論文（レポート）の書き方 ▷

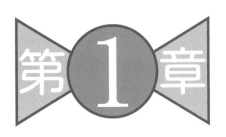

栄養教育・指導の目的とマネジメント

栄養教育・指導とは，人びとの健康増進，疾病予防を実現するために，個人・集団を対象に，食生活全般を通して教育や支援を行うことである。対象者が自分自身の健康問題に気づき，望ましい食生活の行動変容を獲得していくには，効果的な栄養教育・指導が必要である。その実践スキルを高めるために，基礎的知識として，この章では栄養教育・指導の目的，目標および栄養教育・指導マネジメントサイクルの一連の流れを修得する。

1 栄養教育・指導の定義

栄養教育・指導とは，教育的手段を用いて，人びとの健康の保持・増進，疾病予防・治療，健康的な食行動への是正そして習慣化を目ざし，人びとのQOL（生活の質：quality of life）の向上に寄与するために，健康人・傷病者を問わず，個人および集団を対象に心身ともに健康な生活が営まれるように食生活の面から支援や教育を行うことである。

少子高齢化が進む中，近年ではがん，心臓病，脳卒中，糖尿病，高血圧など生活習慣病が増加している。この生活習慣病は幼少期からの食を含む生活習慣全般と関係が深く，不適切な生活習慣から生じるといわれている。この少子高齢社会を健康で活力あるものにするため，また医療費などの社会保障負担を適正に保つために，発病以前の対策に力を注ぐ一次予防に重点を置いた栄養教育・指導が重要とされている。

2 栄養教育・指導の目的・目標

栄養教育・指導の目的は，対象者が教育および指導を受けて，望ましい食選択や食行動ができ，健康の保持・増進となり，QOLの向上につながることである。目標は，栄養教育・指導の目的達成のために，対象者に対し適切な食生活を営むうえで必要な正しい知識を与え，現在の食生活の問題点や改善の重要性を理解させ，関心をもたせ積極的に食行動変容をしようとする意欲を高め，よりよい食生活が実践できるように

　行動と態度を変容させ，自己管理能力のもとで習慣化させることである。すなわち知識⇒理解⇒興味・意欲⇒実践⇒習慣化という最終目標につなげることが必要である。

3 栄養教育・指導マネジメントサイクル

　栄養教育・指導は，個人や集団において，実態を把握し問題点や対象者のニーズをとらえて，それに基づく栄養教育計画を立て，教育・指導を実施し，実施の途中や実施後に計画や手法，また対象者へよりよい支援サービスにつながったかなどの評価をし，不備があれば改善をして今後につなげるというマネジメントサイクル（PDCA）の一連の流れにそって行われるものである。PDCAとは，**図1-1**に示す4段階サイクルの頭文字をつなげたものである。

1）栄養アセスメント（nutritional assessment）

　身体測定，臨床検査値，食事摂取量，食行動，生活習慣や食環境などを把握し，対象者の健康・食生活上の問題点を抽出し，問題点の発生要因などを明確にし，判定する。集団の場合は，共通問題点や共通ニーズなどを抽出する。

　詳細は第3章で解説する。

2）栄養教育計画（plan）

　計画を立てるときは，課題の優先性や実行性を考慮して，教育目標の長期・中期・短期目標を決定する。次に対象者の能力が最大限に発揮できるような適切なる教育方

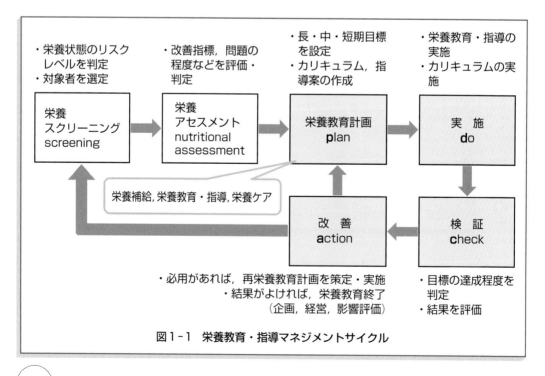

図1-1　栄養教育・指導マネジメントサイクル

法や教材・媒体などを選定する。集団の場合は，教育プログラム・カリキュラム，指導案を作成する。

3）実　施（do）

対象者に正しい知識を与え，問題点や改善の重要性を伝え，対象者の行動変容意識を高め，よりよい食行動へと導く。それには行動科学的理論や技法・技術を駆使し，対象者の実生活に即した実際的な教育を心がけることが重要である。

4）検　証（check）

栄養教育・指導の各段階で評価を行い，教育評価や問題点を明らかにする。

5）改　善（action）

評価後の課題を踏まえて，栄養教育・指導の各段階へフィードバックし，次回より効果的な栄養教育・指導につなげるための計画内容の再検討を行う。

栄養教育・指導に必要な基礎知識

　栄養教育・指導は，個人および集団を対象に，食生活を通して健康を保持・増進し，疾病を予防することである。健康を保つためには毎日の適正な栄養・食品摂取と生活習慣が必要である。

　この章では，適正な食事管理を行うために献立作成の方法を学ぶ。目標栄養量（給与栄養目標量）を算出するために食事摂取基準を理解し，種々の食品から各エネルギー・栄養素をどれだけ摂取したらよいかを食品構成にて把握し，それをもとに日常の献立へと展開して，個々の生活に合った，バランスのとれた食物摂取のあり方を学ぶ。

1　日本人の食事摂取基準

（1）食事摂取基準とは

1）沿革と位置づけ

　食事摂取基準の前身は，戦後に科学技術庁が策定していた「日本人の栄養所要量」である。1969（昭和44）年以降は厚生省（現厚生労働省）が策定を担い現在に至る。なお，「日本人の栄養所要量」は第6次改定を最後に，2004（平成16）年の策定から「食事摂取基準」の概念が全面的に導入され，現在の「日本人の食事摂取基準」という名称に変更された。

　「日本人の食事摂取基準」は健康増進法（平成14年法律第103号）第16条の2に基づき厚生労働大臣が定めるものであり，5年ごとに見直され改定されている。2020年版が2020年4月から2025年3月まで活用される。2020年版は生活習慣病の発症予防及び重症化予防，高齢者の低栄養予防やフレイル予防を視野に入れ策定されているため，活用においては年齢区分や，飽和脂肪酸（％エネルギー）小児（3歳以上17歳まで）「目標量」の追加策定など，従前の2015年版からの変更箇所に注意する必要がある。

2）目　的

　日本国民の健康の保持・増進，生活習慣病の発症予防および重症化予防，高齢者の低栄養予防やフレイル予防を図るものである。

3）内　容

エネルギーと34種類の栄養素について以下の指標が示されている。エネルギーは過不足の回避を目的とする「推定エネルギー必要量」，栄養素は摂取不足や欠乏症回避のための「推定平均必要量」，「推奨量」と「目安量」，過剰摂取による健康障害回避のための「耐容上限量」，生活習慣病の発症予防のための「目標量」であり，その数値および数値範囲が示されている。

なお，十分な科学的根拠に基づく栄養素に関しては，これらの指標の他に生活習慣病の重症化予防およびフレイル予防のための数値が示されている。

（2）食事摂取基準の活用

1）活用の基本

管理栄養士などが対象の個人または集団の栄養ケア・マネジメント上のアセスメント（栄養摂取状況の評価）およびケア（栄養補給，栄養教育など）に活用するものである。

対象の範囲は以下の3つである。

・健康な個人ならびに健康な人を中心として構成されている集団。
・高血圧，脂質異常，高血糖，腎機能低下に関するリスクを有していても自立した日常生活を営んでいる（保健指導レベルにあり，歩行や家事など身体活動を行っている）者を含む。
・体格（BMI：body mass index）が標準より著しく外れていない者。

2）活用とA-PDCAサイクル

食事摂取状況のアセスメント（A）による食事評価（エネルギー及び各栄養素の摂取量の適切か否か）をもとにPDCAサイクルを基本とする。

Aの食事評価に基づいた栄養補給や栄養教育の方針の決定と食事改善計画の立案（plan：計画），食事改善の実施（do：実施），その検証として食事評価（check：検証）。検証結果を踏まえた計画および実施内容の改善（act：改善）。

3）活用のための食事アセスメントと留意点

食事摂取状況のアセスメントは，食事調査から得られたエネルギー・各栄養素の摂取量と食事摂取基準に示された各指標の数値を比較し，評価することである。食事調査については，第3章で解説する。

エネルギー摂取量の過不足評価には，BMIまたは体重変化量を用いる。

摂取量は，ヒトが経口摂取したすべての食品から算出された数値である。

評価対象の摂取量は，習慣的な摂取量である。ゆえに日間変動を考慮しその影響を除去した情報が必要となる。

食事調査においては，対象の過小申告・過大申告など申告誤差の存在を前提に，その程度などについて細心の注意を要さなければならない。各種食事調査法および分析に用いる食品成分表の特徴と限界を理解しておくことが必要である。

4）個人の食事改善を目的とした食事摂取基準の活用

①　基本的理念

・個人の摂取量から，現在の摂取不足や過剰摂取の可能性などを推定する。

・摂取不足や過剰摂取を防ぎ，生活習慣病発症予防のための適切なエネルギーや栄養素の摂取量について，目標とする値を提案する。

・栄養教育の企画と実施，検証をする。

②　食事摂取状況のアセスメント

・個人の摂取量と食事摂取基準の各指標に示されている数値を比較しアセスメントする。

・個人の摂取量には大きな測定誤差があり，特に日間変動が大きいことを理解しておく。

・エネルギー摂取量のアセスメントは，エネルギー出納の正負を評価するものであり，その評価指標には BMI または体重変化量を用いる。

③　食事改善の計画と実施

・食事摂取状況のアセスメント結果から，今後の対象個人における食事改善の計画と実施につなげる。

・食事改善を計画立案，実施するには，対象とする個人の特性を十分に把握しておくことが重要となる。また，目的に応じて臨床症状や臨床検査のデータを用いる。

5）集団の食事改善を目的とした食事摂取基準の活用

個人の場合とは異なり，集団の食事摂取状況の評価における割合数値に注目する。

①　基本的理念

・集団の摂取量の分布から，摂取不足や過剰摂取の可能性のある人の割合を推定する。

・摂取不足や過剰摂取の割合を少なくするまたはなくすことを目標とし，生活習慣病発症予防のための適切なエネルギーや栄養素の摂取量について，目標とする値を提案する。

・公衆栄養活動計画の企画と実施，検証をする。

②　食事摂取状況のアセスメント

・集団の摂取量の分布と食事摂取基準の各指標で示されている数値を比較しアセスメントする。

・集団の摂取量の特徴を把握するための統計学的手法（相関関係や分布，分散などの分析と読み方など）の理解が必要となる。

③　食事改善の計画と実施　　食事摂取状況のアセスメント結果から，今後の対象集団における食事改善の計画，実施につなげる。

（3）望ましい体格のためのエネルギー摂取量の管理について

1）エネルギー収支バランス

エネルギー収支バランスは，エネルギー摂取量－エネルギー消費量として定義される。健康の保持・増進，生活習慣病予防の観点から，エネルギー摂取量が必要量を過不足なく充足するだけでは不十分であり，BMI（body mass index）を維持するエネルギー摂取量（＝エネルギー消費量）であることが重要である。

2）体重管理とエネルギー摂取量・供給量の調整

エネルギーの摂取量および消費量のバランス（エネルギー収支バランス）の維持を示す指標は，体格（BMI）である。

$$BMI（kg/m^2）＝体重（kg）÷身長（m）^2$$

3）エネルギー必要量の推定と推定エネルギー必要量との関連（図2-1）

エネルギー必要量を推定するためには，体重が一定の条件下で，その摂取量を推定する方法とその消費量を測定する方法がある。前者は各種の食事摂取量調査法であり，後者は二重標識水法，基礎代謝量，身体活動レベル（PAL：physical activity level）の測定値に性，年齢，身長，体重を用いてエネルギー消費量を推定する方法である。

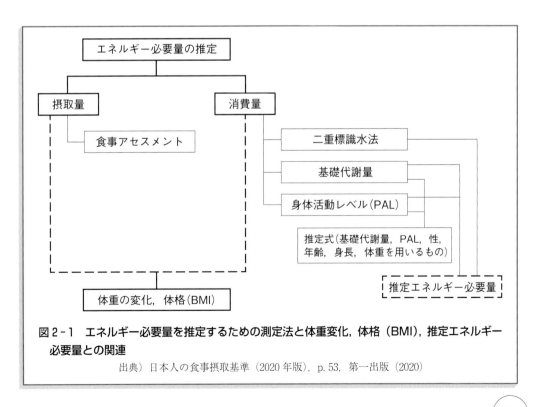

図2-1　エネルギー必要量を推定するための測定法と体重変化，体格（BMI），推定エネルギー
　　　必要量との関連
出典）日本人の食事摂取基準（2020年版），p.53，第一出版（2020）

4）成人の場合

成人では体格指数，主として BMI を用いる。

成人期以降の身長はほとんど変化しないので，体重の管理となる。

体格を測定した結果から，エネルギー摂取量・供給量を算出する。望ましい体格に近づけるために，エネルギー摂取量・供給量を変化させる。

5）乳児・小児の場合

該当する性・年齢階級の日本人の身長体重の分布曲線（成長曲線）を用いる。日本小児内分泌学会・日本成長学会が作成した成長曲線が広く用いられている。

（4）対象別エネルギー食事摂取基準の求め方

既述したように，食事摂取基準は栄養摂取状況の評価や栄養補給，栄養教育などの栄養ケアに活用するものである。さらに，食事給与の計画をする場合には，あらかじめ対象者の体格や身体活動の程度から摂取基準値の見当をつけておく。この方法とこれに必要な資料を演習2に掲載する。

演習1

女子大学生（20歳）を対象に体格と食事調査（7日間）が実施された。食事調査は対象者の申告によるものである。情報として以下の内容が得られている。エネルギー・栄養素量は7日間の平均値である。対象者の体格や食事調査について考察しながら，食事摂取基準を活用して食事評価をしてみよう。

● 身長：152 cm，体重：49.0 kg（1か月前の体重：52.0 kg），便秘あり
● エネルギー：1,175.4 kcal，たんぱく質 56.6 g，脂質 41.0 g，炭水化物 138.6 g，カルシウム 361.7 mg，鉄 5.5 mg，ビタミン A 394 μg RAE，ビタミン B_1 0.96 mg，ビタミン D 1.6 μg，食物繊維 4.4 g

① 対象者の体格指数 BMI（kg/m^2）を算出し，その結果から評価してみよう。
② エネルギー産生栄養素バランスとして，たんぱく質，脂質，炭水化物（%エネルギー）を算出してみよう。
③ 得られている摂取エネルギーと各栄養素について，食事評価をしてみよう。
　 栄養素：たんぱく質，脂質，炭水化物，カルシウム，鉄，ビタミン A・B_1・D，食物繊維
④ 体格と栄養摂取状況から，推察できることは何か考えてみよう。
⑤ 得られている情報から，優先的に改善すべきことは何かを考えてみよう。

自身の食事摂取の基準について，確認してみよう。

演習2

●最低限必要な情報：性別，身長，現体重，身体活動レベル（表参照）など

身体活動レベル別にみた活動内容と活動時間の代表例

身体活動レベル[1]	低い（Ⅰ） 1.50（1.40〜1.60）	ふつう（Ⅱ） 1.75（1.60〜1.90）	高い（Ⅲ） 2.00（1.90〜2.20）
日常生活の内容[2]	生活の大部分が座位で，静的な活動が中心の場合	座位中心の仕事だが，職場内での移動や立位での作業・接客等，通勤・買い物での歩行，家事，軽いスポーツ，のいずれかを含む場合	移動や立位の多い仕事への従事者，あるいは，スポーツ等余暇における活発な運動習慣を持っている場合
中程度の強度（3.0〜5.9メッツ）の身体活動の1日当たりの合計時間（時間／日）[3]	1.65	2.06	2.53
仕事での1日当たりの合計歩行時間（時間/日）[3]	0.25	0.54	1.00

[1] 代表値。（　）内はおよその範囲。
[2] Black, *et al*, Ishikawa-Takata, *et al*. を参考に，身体活動レベル（PAL）に及ぼす仕事時間中の労作の影響が大きいことを考慮して作成。
[3] Ishikawa-Takata, *et al*. による。
出典）日本人の食事摂取基準（2020年版），p. 76 表6，第一出版（2020）

●計算で求める必要な情報：BMI，参照体重，肥満度，1日の基礎代謝量など

BMI（kg/m^2）＝現体重kg÷（身長m×身長m）
参照体重（kg）＝（身長m×身長m）×22
肥満度＝（現体重－参照体重）÷参照体重×100
1日の基礎代謝量＝参照体重kg×基礎代謝基準値kcal/kg/日　（次頁表参照）

基礎代謝量の主な推定式

名　称	年齢（歳）	推定式（kcal/日）：上段が男性，下段が女性
基礎代謝基準値	—	—
国立健康・栄養研究所の式	20〜74 (18〜29)	$(0.0481×W+0.0234×H−0.0138×A−0.4235)×1,000/4.186$ $(0.0481×W+0.0234×H−0.0138×A−0.9708)×1,000/4.186$
Harris-Benedict の式	—	$66.4730+13.7516×W+5.0033×H−6.7550×A$ $655.0955+9.5634×W+1.8496×H−4.6756×A$
Schofield の式	18〜29	$(0.063×W+2.896)×1,000/4.186$ $(0.062×W+2.036)×1,000/4.186$
	30〜59	$(0.048×W+3.653)×1,000/4.186$ $(0.034×W+3.538)×1,000/4.186$
	60以上	$(0.049×W+2.459)×1,000/4.186$ $(0.038×W+2.755)×1,000/4.186$
FAO/WHO/UNU の式	18〜29	$(64.4×W−113.0×H/100+3,000)/4.186$ $(55.6×W+1397.4×H/100+148)/4.186$
	30〜59	$(47.2×W−66.9×H/100+3,769)/4.186$ $(36.4×W−104.6×H/100+3,619)/4.186$
	60以上	$(36.8×W−4,719.5×H/100+4,481)/4.186$ $(38.5×W−2,665.2×H/100+1,264)/4.186$

略号）W：体重（kg），H：身長（cm），A：年齢（歳）
出典）日本人の食事摂取基準（2020年版），p. 72 表4，第一出版（2020）

参照体重における基礎代謝量

性　別	男　性			女　性		
年齢 （歳）	基礎代謝基準値 （kcal/kg 体重/日）	参照体重 （kg）	基礎代謝量 （kcal/日）	基礎代謝基準値 （kcal/kg 体重/日）	参照体重 （kg）	基礎代謝量 （kcal/日）
1～2	61.0	11.5	700	59.7	11.0	660
3～5	54.8	16.5	900	52.2	16.1	840
6～7	44.3	22.2	980	41.9	21.9	920
8～9	40.8	28.0	1,140	38.3	27.4	1,050
10～11	37.4	35.6	1,330	34.8	36.3	1,260
12～14	31.0	49.0	1,520	29.6	47.5	1,410
15～17	27.0	59.7	1,610	25.3	51.9	1,310
18～29	23.7	64.5	1,530	22.1	50.3	1,110
30～49	22.5	68.1	1,530	21.9	53.0	1,160
50～69	21.8	68.0	1,480	20.7	53.8	1,100
65～74	21.6	65.0	1,400	20.7	52.1	1,080
75 以上	21.5	59.6	1,280	20.7	48.8	1,010

出典）日本人の食事摂取基準（2020 年版），p. 74 表5，第一出版（2020）

① 推定エネルギー必要量を算出してみよう。
　推定エネルギー必要量＝1日の基礎代謝量×身体活動レベル
② エネルギー産生栄養素（炭水化物，たんぱく質，脂質）の摂取基準量およびエネルギー比率について，日本人の食事摂取基準で確認してみよう。
③ ビタミンの摂取基準量について，日本人の食事摂取基準で確認してみよう。
④ ミネラルの摂取基準量について，日本人の食事摂取基準で確認してみよう。

2　日本食品標準成分表

（1）日本食品標準成分表の歴史

　古くは「日本食品成分総覧」が1931（昭和6）年に栄養研究所から出版されているが，1950（昭和25）年に公表されたのが始まりである（**表2-1**）。

（2）日本食品標準成分表の扱い方

　日本食品標準成分表の策定にあたっては，その時点における最適な分析方法を用いているために，策定年により分析の方法等に違いがある。また，分析に用いた試料についても，それぞれの時点において一般に入手できるものを選定しているので，品種

表 2-1　日本食品標準成分表の沿革

公表年	名　称	食品数	成分項目
1950（昭和 25）年	日本食品標準成分表	538	14
1954（昭和 29）年	改訂日本食品標準成分表	695	15
1963（昭和 38）年	三訂日本食品標準成分表	878	19
1966（昭和 41）年	日本食品アミノ酸組成表	157	
1982（昭和 57）年	四訂日本食品標準成分表	1,621	19
	四訂フォローアップ		
1986（昭和 61）年	改訂日本食品アミノ酸組成表	295	36
1989（平成 元）年	日本食品脂溶性成分表	518	43
1991（平成 3）年	日本食品無機質成分表	436	50
1992（平成 4）年	日本食品食物繊維成分表	227	
1993（平成 5）年	日本成分ビタミン D 成分表	179	
1995（平成 7）年	日本食品ビタミン K，B_6，B_{12} 成分表	393	
1997（平成 9）年	五訂日本食品標準成分表（新規食品編）	213	36
2000（平成 12）年	五訂日本食品標準成分表	1,882	36
2005（平成 17）年	五訂増補日本食品標準成分表	1,878	43
	脂肪酸成分表編	1,263	
2010（平成 22）年	日本食品標準成分表 2010	1,878	50
	アミノ酸成分表 2010	337	
2015（平成 27）年	日本食品標準成分表 2015 年版（七訂）	2,191	52
	アミノ酸成分表編	1,558	
	脂肪酸成分表編	1,782	
	炭水化物成分表編	854	
2016（平成 28）年	同　追補 2016 年	2,222	53
2017（平成 29）年	同　追補 2017 年	2,236	53
2018（平成 30）年	同　追補 2018 年	2,294	54
2019（令和 元）年	同　データ更新 2019 年	2,375	54
2019（令和 2）年	日本食品標準成分表 2020 年版（八訂）	2,478	54
	アミノ酸成分表編	1,953	
	脂肪酸成分表編	1,921	
	炭水化物成分表編	1,080	

等の違いがある。このため，食品名が同一であっても，各版の間における成分値の比較は適当ではないことがある，と記載されており，食品成分表を使用するにあたり，これらのことを確認するとともに，解説の項をよく理解して使用することが大事である。

　日本食品標準成分表は，日本人が日常摂取する食品の成分に関する基礎データとし

て，国民健康・栄養調査，食料需給計画作成などの行政面や給食管理（学校，病院，産業，福祉），栄養教育，国民の健康・栄養管理，そして教育，研究面など幅広く利用されている。また，標準成分値とは，国内において年間を通じて普通に摂取する場合の全国的な代表値を表すという概念に基づき求めた数値であり，可食部 100 g あたり，1 食品 1 標準成分値を原則としている。2000（平成 12）年に科学技術庁資源調査会より出された「五訂日本食品標準成分表」を 2010 年版より文部科学省科学技術・学術審議会資源調査分科会が引き継いでいる。

1）日本食品標準成分表を使って栄養計算してみよう

事例 1 「精白米」80 g の計算例

　日本食品標準成分表は，植物性食品，きのこ類，藻類，動物性食品，加工食品の順に記載され 18 食品群に分けられている。食品名別索引から探すこともできるが，各食品がどの食品群に属するのか覚えるとよい。「こめ」→［水稲穀粒］→「精白米」→「うるち米」を探して計算する。［水稲めし］は炊いたごはんである。日本食品標準成分表には細かく部位などを分けて食品が記載されているので，確認して間違いのないようにする。算出した値は四捨五入し，位取りは食品成分表に合わせる。

　　　エネルギー；342（kcal）×80（g）÷100＝273.6＝274（kcal）

　　　たんぱく質；6.1（g）×80（g）÷100＝4.88＝4.9（g）

　　　脂質；0.9（g）×80（g）÷100＝0.72＝0.7（g）

　　　炭水化物；77.6（g）×80（g）÷100＝62.08＝62.1（g）

＊これを電卓で計算するときには，以下のように続けると計算の時間が短縮できる。

　ただし，電卓によってはできないものもある。

　　 0.8 × × 342 ＝ 　と電卓に入力して，解答（273.6）が出たら 274 　とエネルギー欄に記入する。続けて， 6.1 ＝ 　（4.88） 4.9 　とたんぱく質欄に記入する。 0.9 ＝ 　（0.72） 0.7 　と脂質欄に記入する。これを続けて計算していく。

幼児食（3～5歳児食）夕食の献立を日本食品標準成分表で計算してみよう。

演習3

幼児食（3～5歳児食）　夕食の献立

献立名	食品名	純使用量	エネルギー	たんぱく質	脂質	炭水化物	食物繊維総量	ナトリウム	カルシウム	リン	鉄	ビタミン A レチノール活性当量	ビタミン E α-トコフェロール	ビタミン B₁	ビタミン B₂	ビタミン C
		(g)	(kcal)	(g)	(g)	(g)	(mg)	(mg)	(mg)	(mg)	(mg)	(μg)	(mg)	(mg)	(mg)	(mg)
ごはん	精白米	60														
けんちん汁	木綿豆腐	20														
	だいこん	10														
	にんじん	5														
	ささ身	15														
	植物油	5														
	甘みそ	10														
	だし汁	150														
白身魚のたつた揚げ	さわら	30														
	こいくちしょうゆ	3														
	上白糖	2														
	じゃがいもでんぷん	1														
	植物油	3														
粉吹きいも	じゃがいも	30														
	塩	0.2														
	あおのり	0.2														
果物	バナナ	50														
合計																

① ナトリウムの合計値を使用して塩分相当量を計算してみよう（食塩相当量(g) = ナトリウム(mg) ×2.54÷1,000）。

3　食品群別荷重（加重）平均成分表

　食品群別荷重（加重）平均成分表は，食品構成表の栄養素等摂取量を算出するのに使用する。そのため，通常使用する食品から算出するのが望ましい。特定給食施設では，施設ごとに作成している場合もある。

　使用する食品群を決めて，通常使用する食品の割合を算出し（例：**表2-2**），その割合をグラムに置き換えて，食品成分表を使用して算出する（例：**表2-3**）。

4　食品構成表

　食品構成表は目標栄養量（給与栄養目標量）を充足させるために，食品の種類と摂取量を食品群別に示したものである。食品構成の分量をもとに献立を立案すれば，必要な栄養素等の概量が摂取できる。また，食品構成表の分量は，7～10日間の献立に使用する平均値と考え，実際的で栄養バランスのとれたものとする。

（1）作成手順

1）目標栄養量（給与栄養目標量）の算定

　個人の場合は，食事摂取基準量をもとに1日あたりの目標栄養量（g）を決め，また集団の場合は，1人1日あたりの給与栄養目標量（g）を決める。その際には，エネルギー産生栄養素バランス（％）をもとに調整して作成する（たんぱく質，脂質，炭水化物エネルギー比率の合計が100％になるようにする）。

2）穀類の算出

穀類エネルギー比率：50～60％

事例2　目標エネルギー量2,100 kcalで穀類エネルギー比率55％とした場合

　2,100（kcal）×0.55＝1,155（kcal）

　決定したエネルギー量をこめ，パン類，めん類，その他に振り分けて，こめで使用するエネルギー量　a（kcal）が決まったら，食品群別荷重（加重）平均成分表より a（kcal）÷342（kcal）×100＝こめの重量（g）となる。

　ほかの食品も同じように算出する。

＊各食品の重量が決定したら，食品群別荷重（加重）平均成分表を使用して，栄養素等摂取量を算出する。

表 2 - 2　食品群別分類表の例　　　　　　　　（%）

食品群別		内容および割合
穀　類	こ　め	水稲穀粒-精白米-うるち米（100.0）
	パン類	食パン（81.7），ロールパン（18.3）等
	めん類	干しうどん-乾（36.9），干し中華めん-乾（29.6），マカロニ/スパゲッティ-乾（15.8），干しそば-乾（17.7）等
	その他	薄力粉-1 等（53.4），パン粉-乾燥（28.7），もち（5.0），ごま-いり（12.9）等
魚介類	生　物	まあじ-皮つき-生（11.7），しろさけ-生（13.6），まぐろ類-めばち-生（5.8），まだら-生（13.6），まさば-生（11.7），ぶり-成魚-生（9.7），むつ-生（9.7），するめいか-生（5.8），干しえび（1.9），あさり-生（3.9），しらす干し-微乾燥品（0.9），まいわし-生（11.7）等
肉　類	生　物	にわとり-親・主品目-むね-皮なし-生（12.5），にわとり-若どり・主品目-もも-皮なし-生（12.5），ぶた-大型種肉-かた-赤肉-生（12.5），ぶた-大型種肉-ロース-赤肉-生（12.5），ぶた-大型種肉-もも-赤肉-生（12.5），ぶた-大型種肉-ばら-脂身つき-生（6.3），ぶた-ひき肉-生（6.2），輸入牛肉-かた-赤肉-生（12.5），輸入牛肉-もも-赤肉-生（12.5）等
卵　類	卵　類	鶏卵-全卵-生（100.0）等
乳　類	牛　乳	普通牛乳（100.0）等
	その他の乳類	乳酸菌飲料-乳製品（34.6），ヨーグルト-脱脂加糖（29.9），乳酸菌飲料-非乳製品（23.4），乳酸菌飲料-殺菌乳製品（12.1）等
豆　類	み　そ	米みそ-淡色辛みそ（84.5），米みそ-赤色辛みそ（15.5）等
	豆・大豆製品	木綿豆腐（35.2），絹ごし豆腐（20.6），生揚げ（9.4），糸引き納豆（9.2），油揚げ（7.0），豆乳-調整豆乳（5.1），焼き豆腐（4.6），黄大豆-国産-乾（8.9）
野菜類	緑黄色野菜類	にんじん-根-皮なし-生（34.1），ほうれんそう-葉-通年平均-生（23.9），赤色トマト-果実-生（11.8），西洋かぼちゃ-果実-生（9.0），こまつな-葉-生（8.3），青ピーマン-果実-生（5.4），さやいんげん-若さや-生（7.5）等
	その他野菜類	キャベツ-結球-葉-生（22.4），たまねぎ-りん茎-生（19.7），だいこん-根-皮なし-生（16.6），はくさい-結球-葉-生（13.0），きゅうり-果実-生（12.3），ブラックマッペもやし-生（7.2），根深ねぎ-葉-軟白-生（5.3），レタス-土耕栽培-結球-葉-生（3.5）等
果実類	果実類	バナナ-生（24.4），うんしゅうみかん-じょうのう-普通-生（19.6），りんご-皮なし-生（11.4），すいか-赤肉種-生（9.6），オレンジ-ネーブル-砂じょう-生（5.5），うんしゅうみかん-缶詰-果肉（29.5）等
油脂類	動物性	無発酵-有塩バター（100.0）等
	植物性	調合油（74.2），マヨネーズ-全卵型（10.1），マーガリン-家庭用-有塩（15.7）等
砂糖類	砂糖類	車糖-上白糖（79.0），いちご-ジャム-低糖度（21.0）等
いも類	いも類	じゃがいも-塊茎-皮なし-生（67.8），さといも-球茎-生（18.0），さつまいも-塊根-皮なし-生（14.2）等
藻　類	藻　類	乾燥わかめ-素干し（33.2），こんぶ類-つくだ煮（14.3），まこんぶ-素干（11.1），ひとえぐさ-つくだ煮（のり佃煮）（8.1），ほしひじき-ステンレス釜-乾（7.5），てんぐさ-角寒天（16.8），あまのり-焼きのり（2.0），粉寒天（7.0）等
菓子類	菓子類	カスタードプリン（57.8），メロンパン（11.4），くし団子-みたらし（7.3），どら焼-つぶあん入り（6.6），ホットケーキ（4.9），ハードビスケット（4.0），ミルクチョコレート（8.0）等

表2-3　食品群別荷重（加重）平均成分表の例

食品群		エネルギー (kcal)	たんぱく質 (g)	脂質 (g)	炭水化物 (g)	食物繊維 (g)	ナトリウム (mg)	カルシウム (mg)	鉄 (mg)	ビタミンA (μg)	ビタミンB₁ (mg)	ビタミンB₂ (mg)	ビタミンC (mg)
穀類	こ　め	342	6.1	0.9	77.6	0.5	1	5	0.8	0	0.08	0.02	0
	パン類	260	9.1	4.9	46.8	3.8	474	26	0.5	0	0.08	0.05	0
	めん類	339	11.1	1.6	70.6	4.3	898	19	1.2	0	0.14	0.04	0
	その他	381	11.4	9.8	63.6	4.0	132	175	2.0	0	0.16	0.06	0
魚介類	生　物	139	19.8	7.3	0.0	0.0	164	168	1.1	18	0.10	0.21	0
肉　類	生　物	154	20.6	8.6	0.1	0.0	52	7	1.2	16	0.42	0.20	0
卵　類	卵　類	142	12.2	10.2	0.4	0.0	140	46	1.5	210	0.06	0.37	0
乳　類	牛　乳	61	3.3	3.8	4.8	0.0	41	110	0.02	38	0.04	0.15	1
	その他の乳類	76	2.0	0.1	18.0	0.0	28	62	0.0	0	0.01	0.07	1
豆　類	み　そ	182	12.6	6.0	21.8	4.7	4,932	105	4.1	0	0.03	0.10	0
	豆・大豆製品	134	11.3	9.1	4.9	3.3	8	126	2.2	0	0.13	0.09	0
野菜類	緑黄色野菜類	27	1.3	0.1	7.1	2.4	17	42	0.9	382	0.08	0.10	24
	その他野菜類	21	1.1	0.0	5.1	1.4	6	30	0.2	6	0.02	0.01	18
果実類	果実類	65	0.6	0.1	15.7	0.9	1	8	0.2	35	0.04	0.03	18
油脂類	動物性	700	0.6	81.0	0.2	0.0	750	15	0.1	520	0.01	0.03	0
	植物性	837	0.2	94.9	0.5	0.0	153	3	0.0	6	0.00	0.00	0
砂糖類	砂　糖	350	0.1	0.0	88.6	0.2	4	4	0.1	0	0.00	0.00	2
いも類	いも類	68	1.7	0.1	18.6	6.7	3	10	0.5	0	0.09	0.03	24
藻　類	藻　類	165	9.1	1.1	50.7	38.3	3,261	569	3.8	306	0.19	0.41	16
菓子類	菓子類	213	6.1	8.0	31.8	0.8	124	88	0.7	25	0.06	0.19	1

注）めん類および藻類の干しおよび乾燥食品のナトリウム量については，使用状態を考慮に入れて算出。

3）動物性食品の算出

動物性たんぱく質比率：40〜50%

事例3 目標たんぱく質78gで動物性たんぱく質比率45%とした場合

78（g）×0.45＝35.1≒35（g）

1回に使用する量を考慮し，たんぱく質の合計が35gに近づくように動物性食品の重量を決める。

4）植物性食品の算出

目標たんぱく質量から，すでに決定している穀類と動物性食品のたんぱく質量を差し引いた量を，植物性たんぱく質から摂取する。特に野菜類の分量は300〜350g程度とし，緑黄色野菜1/3，その他の野菜は2/3程度に配分して使用する。また果物類は100〜200g程度とし，1/2は柑橘類でとるのが望ましい。

5）油脂類の算出

目標脂質量から，すでに決定している食品の脂質量を差し引き，油脂類で使用できる脂質の量とする。油脂類の量は，食品群別荷重（加重）平均成分表の平均油脂類の脂質量を使って算出する。脂質量(g)×100÷88.0(g)＝油脂量(g)となり，これを動物性油脂類と植物性油脂類に配分する。

6）その他エネルギー源食品の算出

目標エネルギー量から，すでに決定している食品のエネルギー量を差し引いた量を各食品から摂取する。その際，海藻は乾物で2～3gが適量である。

7）食品構成表のまとめ・調整

各食品群で設定した分量から算出した栄養素等摂取量の合計を目標栄養量（給与栄養目標量）と比較し，大幅な過不足があれば調整する。主にエネルギー，たんぱく質，脂質が目標の±10～15％程度の範囲であればよい。

食品構成表を作成してみよう。　　　　　　　　　　　　　　　　　　演習4

食品群		純使用量 (g)	エネルギー (kcal)	たんぱく質 (g)	脂質 (g)	炭水化物 (g)	食物繊維 (g)	カルシウム (mg)	鉄 (mg)	ビタミンA (μg)	ビタミンB$_1$ (mg)	ビタミンB$_2$ (mg)	ビタミンC (mg)
穀　類	こ　め												
	パン類												
	めん類												
	その他												
魚介類													
肉　類													
卵　類													
乳　類													
豆　類	み　そ												
	豆・大豆製品												
野菜類	緑黄色野菜類												
	その他野菜類												
果実類													
油脂類	動物性												
	植物性												
砂糖類													
いも類													
藻　類													
菓子類													
合　計													

5 献立

（1）献立表の意義

　献立は，喫食者にふさわしい目標栄養量（給与栄養目標量）に基づいてつくられた食品構成表をもとに，どのような食品を使って，どのように調理するかを示した食事づくりの計画書である。作成にあたっては，喫食者の嗜好，衛生面，地域性，費用なども配慮する必要がある。

（2）献立作成上の留意点

1）目標栄養量（給与栄養目標量）が適正であること

　1日あたりの食品構成表の数量を使うように，主食になる食品群の食品量を3食に配分し，次に主菜となるたんぱく質中心の食品群の食品量を3食に配分して料理を決める。その後野菜（緑黄色野菜と淡色野菜）や果物，牛乳・乳製品などを配分し，油や調味料などの食品を配分する。主食，主菜，副菜を組み合わせた料理内容とし，バランスのよい献立とする。

　毎日，食品構成表の数量と合わせることは難しいので，一定期間の平均量と合うように献立を作成する。また，目標栄養量（給与栄養目標量）が±5％程度の日差を目安に10日間または1週間単位の平均値で適正値になるよう計画する。

2）喫食者の嗜好を満足させる

　食品の種類や量，料理の種類（和食，洋食，中華など），調理方法（揚げる，炒める，焼く，煮る，茹でる，蒸す，燻す，漬ける，煎る，干す，和える，生など），味つけ（甘味，塩味，酸味，苦味，うま味），彩りなどを考え，変化に富んだ内容にする。また，喫食者の食欲が出るようなメニューであり，健康上よいものとなるよう配慮する。

3）衛生上安全でなければならない

　個人か集団か，実施季節に合った食品や調理方法になっているかなどを考え，衛生的で安全である献立にする。

4）地域性，季節に合った献立であること

　地域の特性を生かした献立，また，旬の食品，料理を取り入れた献立であるとよい。

5）適正な費用であること

　経済と献立作成は切り離せない問題である。特に集団の場合は，食品の費用はもちろん水光熱費，施設，設備，人件費に至るまで考えなければならない。そのためにはつねに関連情報を把握している必要がある。

6）調理条件を考慮する

　施設，設備，作業能力を考え，時間内に調理ができるよう考えなければならない。料理の温度管理も大切であり，そのためにも調理手順に注意する。

7）献立の評価を行う

　喫食者から意見を聞くことも必要であるが，献立を立てる前や後に嗜好調査，残食調査などをして，適切な献立かどうか評価することが望ましい。また，調理作業上もしくは，衛生管理上で適切な献立であったかなどの評価も行う。

（3）献立表の記入上の注意

- ・献立表の記載順序：主食－汁物－主菜－副菜－香物－デザート・飲み物（汁物の位置は変わることもある）
- ・食品名は日本食品標準成分表に準じて記入し，調理手順に従い主材料から記入する。種類や使用部位を明確に記入する。
- ・食品の分量は基本的に1人分で記載し，あまり細かい分量にしない。調味料などで小数第1位，こしょうなどで小数第2位までとする。
- ・つけ合わせや調味料は，┆┆印などを使い，わかりやすく記入する。
- ・純使用量はgで記入し，「適量」や「少々」は使用しない。
- ・調味料は，使用材料や容量に対して適正な味つけ％からgを算出する。
- ・栄養価計算は日本食品標準成分表より算出し，位取りは成分表に合わせて四捨五入する。
- ・だし汁に使用した材料は，実際には食べないので，純使用量は記入するが栄養価計算はしない。
- ・揚げ物や炒め物などに使用する油の量は吸油率％から算定して摂取する量gを記入する。
- ・重量変化率等の値を参考にして乾物食品の量を決める。また，生か乾燥食品なのかを区別して記入する。
- ・廃棄する部分がある食品の重量に注意する。使用量＝純使用量×100÷可食部率（可食部率＝100－廃棄率）。使用量は廃棄部分を含む発注量でもある。純使用量と使用量を理解して扱う。
- ・調理方法や調理のポイント，盛りつけ図などを記入するとよい。

　対象者を設定して献立を立ててみよう。

栄養アセスメント

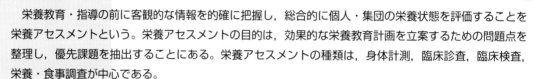

　栄養教育・指導の前に客観的な情報を的確に把握し，総合的に個人・集団の栄養状態を評価することを栄養アセスメントという。栄養アセスメントの目的は，効果的な栄養教育計画を立案するための問題点を整理し，優先課題を抽出することにある。栄養アセスメントの種類は，身体計測，臨床診査，臨床検査，栄養・食事調査が中心である。

　本章では，栄養アセスメントを，「健康・身体状況調査」（身体測定，臨床診査，臨床検査）と，「栄養・食生活状況調査」に分けてアセスメントの方法を実習する。

1　栄養アセスメントの意義と方法

　栄養教育・指導を実施する前にまず，対象者の実態を把握し，問題点を整理する。これを栄養アセスメントという。アセスメントは「評価」とも訳されるが，栄養教育・指導の最初に行う評価は 実施後の評価とは区別されている。対象者の栄養関連情報を把握しないまま栄養教育・指導を行うと，非効率でともすれば間違った教育・指導を行ってしまう可能性もある。

　栄養アセスメントにより対象者の実態把握後，対象者に合った改善のための方法や優先順位を計画し，実施する。実施後は対象者の行動変容が得られたか，効果はあっ

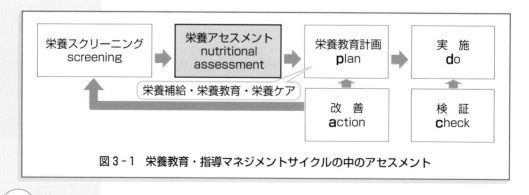

図3-1　栄養教育・指導マネジメントサイクルの中のアセスメント

たか，指導内容は適切であったかなどを評価する。評価の結果によって
は，さらにアセスメントを行い，計画を改善し，実施・評価を繰り返
し，行動変容を持続できるように支援する。

（1）栄養アセスメントの分類

　栄養アセスメントは，① 身体測定，② 臨床診査，③ 臨床検査（生
理・生化学検査ともいう），④ 栄養・食生活調査（食事・栄養，食生活
状況，食環境）の4種類の個人要因を中心に，食環境などの環境要因に
ついても評価が必要である（**表3-1**）。また，個人・集団の特性を把握
する前には，一般的な情報として既存の調査報告（国民健康・栄養調
査）などの2次データを活用することもある。

（2）栄養アセスメントの流れ

　把握した身体面（健康・身体状況）と食事面（栄養・食生活）から総
合的に栄養状態をアセスメントする。**図3-3**に流れを示す。

（3）静的アセスメントと動的アセスメント

　把握した情報を評価するには，大きく分けて，静的アセスメント（対象者と同集団
のデータと比較するなど一時点で評価）と動的アセスメント（対象者の時間経過によ
る変化で評価する）の2つの方法がある（**表3-2**）。

　病院・老人保健施設
では，栄養障害をスク
リーニングするために
SGAにより低栄養の
リスクの高い患者を抽
出し，ODAで詳細な
栄養アセスメントを
行っている。
SGA（主観的包括的
評価）：簡単なシート
を用いて身体測定と臨
床診査を行う（**図3-2**）。
ODA（客観的データ
栄養評価）：詳細な臨
床検査や食事調査の
データを用いて行う。

2　健康・身体状況調査

（1）身体測定

　身体状況の把握は，簡便で非侵襲性で低コストにアセスメントを行うことができ
る。直接測定する項目の評価だけでなく，二次的に体格指数や肥満度などの算出が可

表3-1　アセスメントの分類と項目

分　類		項目例	
健康・身体状況調査	①身体測定	身長，体重	個人要因
	②臨床診査	顔色・肌つやなどの視診，食欲・便通などの自覚症状	
	③臨床検査	血圧，血清アルブミン・血糖などの血液検査	
④栄養・食生活調査	食事・栄養調査	エネルギー・食塩摂取量などの栄養素等摂取量調査	
	食生活状況調査	朝食欠食頻度，間食状況などの食習慣調査，嗜好調査，食事に対する意識調査など	
	食環境調査	居住状況，共食状況，食材料入手方法，食情報入手方法などの調査	環境要因

栄養アセスメントの ABCD

　頭文字をとって，栄養アセスメントのABCDという。
・身体測定（anthropometric methods）
・臨床検査（biochemical methods）
・臨床診査（clinical methods）
・食事調査（dietary methods）

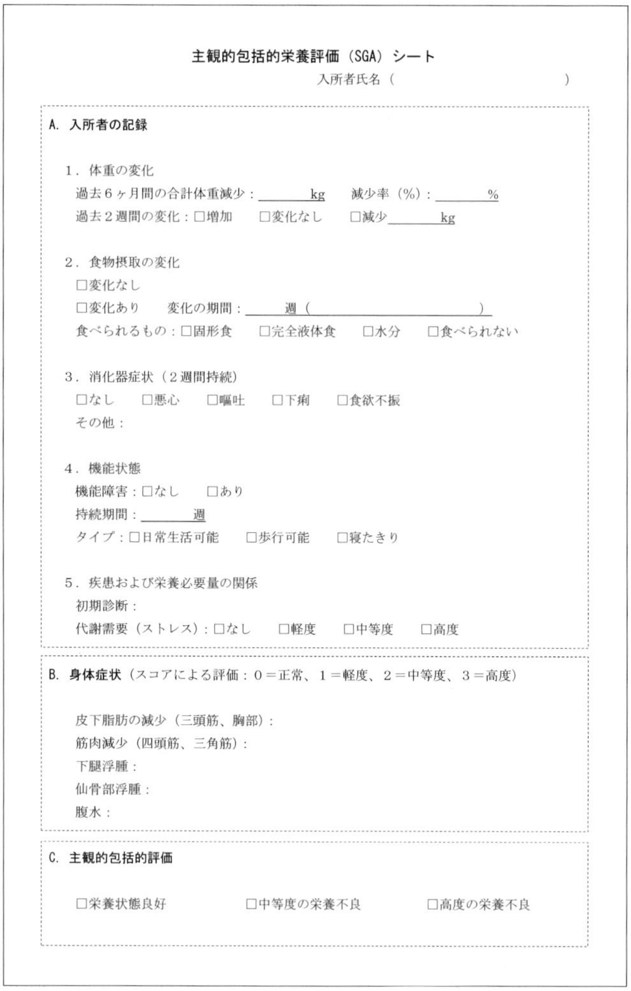

主観的包括的栄養評価（SGA）シート

入所者氏名（　　　　　　　　　　　　　）

A．入所者の記録

　1．体重の変化
　　過去6ヶ月間の合計体重減少：＿＿＿＿＿kg　　減少率（％）：＿＿＿＿＿％
　　過去2週間の変化：□増加　　□変化なし　　□減少＿＿＿＿＿kg

　2．食物摂取の変化
　　□変化なし
　　□変化あり　　変化の期間：＿＿＿＿週（　　　　　　　　　　　　　　）
　　食べられるもの：□固形食　　□完全液体食　　□水分　　□食べられない

　3．消化器症状（2週間持続）
　　□なし　　□悪心　　□嘔吐　　□下痢　　□食欲不振
　　その他：

　4．機能状態
　　機能障害：□なし　　□あり
　　持続期間：＿＿＿＿週
　　タイプ：□日常生活可能　　□歩行可能　　□寝たきり

　5．疾患および栄養必要量の関係
　　初期診断：
　　代謝需要（ストレス）：□なし　　□軽度　　□中等度　　□高度

B．身体症状（スコアによる評価：0＝正常、1＝軽度、2＝中等度、3＝高度）

　　皮下脂肪の減少（三頭筋、胸部）：
　　筋肉減少（四頭筋、三角筋）：
　　下腿浮腫：
　　仙骨部浮腫：
　　腹水：

C．主観的包括的評価

　　□栄養状態良好　　　　□中等度の栄養不良　　　　□高度の栄養不良

図3-2　SGAシートの例

出典）佐賀県HP

身体測定項目

　身長，体重，頭囲，胸囲，皮下脂肪厚（上腕三頭筋皮下脂肪厚，肩甲骨下皮下脂肪厚），腹囲，腰囲，上腕周囲，下腿周囲，体脂肪率

能となる。

　BMIは体脂肪と相関することから肥満の判定に用いられているが，個々の身体では，除脂肪量（水分量，筋肉量，骨量）が多いために体重が重く体格指数が大きくなる場合がある。より詳しく栄養状態を把握するためには，体脂肪量や筋肉量などの体組成を把握する必要がある。これらは，皮下脂肪厚，上腕周囲（上腕囲，上腕周囲長ともいう）などの直接測定する値から算出し評価できる。

　頭囲，胸囲は成長期に必要な項目であり，成人では通常測定しない。

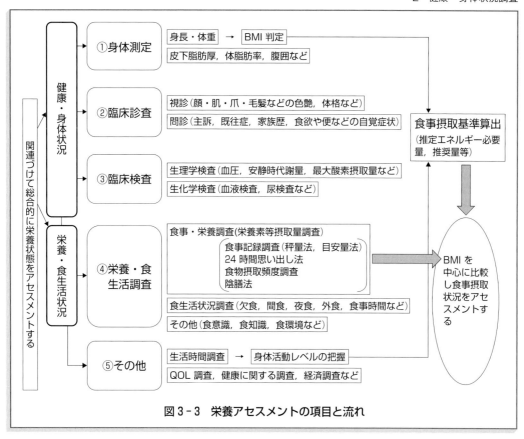

図 3-3　栄養アセスメントの項目と流れ

表 3-2　静的アセスメントと動的アセスメント

静的アセスメント	身体測定	日本人の新身体計測基準値（JARD2001）との比較，BMI 判定
	臨床診査	食物摂取と関連のある身体徴候項目の有無や程度
	臨床検査	正常値，適正値，対象者と同集団の平均値などと比較
	食事調査	食事摂取基準との比較，国民健康・栄養調査などの対象者と同集団との比較
動的アセスメント	身体測定	体重変化量，腹囲変化量，BMI・肥満度などの変化，集団の中での個人の変化
	臨床診査	食物摂取と関連のある身体徴候項目の出現・消失および程度の変化
	臨床検査	正常値・適正値・平均値との差の変化
	食事調査	栄養素等摂取量の変化，集団の中での個人の変化，摂取頻度の変化

1）身　長

・直立姿勢がとれる対象者では身長計を用いる。

・直立が難しい寝たきり，背骨が側弯している場合などは指極，座高，膝高を測定
　して身長を推計する（**図3-4**）。推計式では個人差による予測誤差が生じること
　があることを確認しておく必要がある（**表3-3**）。

指極測定方法

膝高測定方法

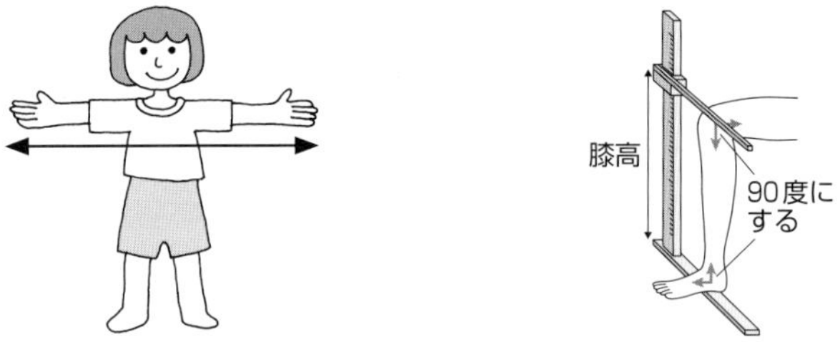

膝高

90度にする

両手を水平に広げて
中指先から中指先まで測定する

ひざを直角に曲げて，かかとか
らひざの上まで測定する

図3-4　指極，膝高の測定方法

表3-3　身長の推定式

指極による身長の推定式	身長(cm)＝指極(cm)
膝高による身長の推定式*	男性：身長(cm)＝(膝高(cm)×2.12)−(年齢×0.07)+64.02
	女性：身長(cm)＝(膝高(cm)×1.77)−(年齢×0.10)+77.88

*出典）佐々木雅也ほか：「栄養アセスメントの実施─身体計測の手法」医科学出版社（2013）

2) 体　重

・体重計を用いて測定する。着衣のまま測定するときは重量を補正する。

・身長と違ってさまざまな影響を受けやすいため，早朝空腹時の排便排尿後に測定する。変化をみる場合には，同一時間・同一条件で測定する。

*上腕周囲，上腕三頭筋皮下脂肪厚の測定方法は p.28 参照。

・測定ができない場合，膝高・上腕周囲・上腕三頭筋皮下脂肪厚（TSF）の測定値から体重の推定値を計算する方法（**表3-4**）もある。

①　**身長，体重からの評価**　　身長と体重から評価できる項目を**表3-5**に示す。

②　**小児の場合の評価**　　カウプ指数においては乳児と幼児では判定が若干異なる。また，ローレル指数では背の高い児童は指数が小さめに，背の低い児童は高めに算出されるので注意する。

　小児の場合は個人差や成長による差が大きいため，これらの指数を用いて評価するよりも，実際には成長曲線（0〜18歳），乳幼児身体発育曲線，幼児の身長体重曲線（肥満度を判定するための曲線）を用いて評価することが多い。

表3-4　膝高による体重の推定式

男性	(1.01×膝高(cm))+(上腕周囲(cm)×2.03)+(上腕三頭筋皮下脂肪厚(mm)×0.46)+(年齢×0.01)−49.37
女性	(1.24×膝高(cm))+(上腕周囲(cm)×1.21)+(上腕三頭筋皮下脂肪厚(mm)×0.33)+(年齢×0.07)−44.43

表3-5　身長・体重から算出し評価できる項目

項　目	算出式	判定基準
BMI（kg/m^2） （BMI：body mass index）	体重÷（身長）^{2}	低体重：18.5 未満 普通体重：18.5 以上 25.0 未満 肥満：25.0 以上〔肥満1度：25.0〜29.9 肥満2度：30.0〜34.9 肥満3度：35.0〜39.9 肥満4度：40.0〜〕 目標とする範囲〔18〜49 歳：18.5〜24.9 50〜69 歳：20.0〜24.9 70 歳以上：21.5〜24.9〕
標準体重（kg） （理想体重） （IBW：ideal body weight）	（身長）^{2}×22	―
標準体重比（%） （％ IBW）	体重/標準体重×100	やせ：80%未満 やせぎみ：80〜90%未満 普通：90〜110%未満 肥満ぎみ：110〜120%未満 肥満：120%以上
肥満度（過体重度）（%）	（体重－標準体重）÷ 標準体重×100	やせ：－20%以下 普通：±10%以内 肥満：20%以上
体重減少率（%） （％ LBW） （LBW：loss of body weight）	（通常時体重－体重）÷ 平常時体重×100	低栄養のリスクあり： 1 週間で 1〜2%以上，1 か月で 5%以上， 3 か月で 7.5%以上，6 か月で 10%以上

表3-6　小児の体格判定

項　目		算出式，判定基準	
乳幼児	身長別標準体重 （kg）	男　0.00206×身長^2－0.1166×身長＋6.5273 女　0.00249×身長^2－0.1858×身長＋9.0360	
	カウプ指数 （Kaup index）	体重(g)÷身長^2(cm)×10 ＝体重(kg)÷身長^2(cm)×10^4 ＝体重(kg)÷身長^2(m)	やせぎみ：14 以下 標準：乳児 15〜17，幼児 15〜19 肥満ぎみ：乳児 18 以上，幼児 20 以上
学童	ローレル指数 （Rohrer index）	体重(g)÷身長^3(cm)×10^4 ＝体重(kg)÷身長^3(cm)×10^7	やせすぎ：100 以下 やせぎみ：101〜117 標準：118〜148 やや肥満：149〜159 太りすぎ：160 以上
児童	身長別標準体重 （kg）	表3-7 参照	
	肥満度 （過体重度） （%）	（実測体重－身長別標準体重） ÷身長別標準体重×100	幼児*　やせすぎ：－20 以下 　　　やせ：－20〜－15 以下 　　　普通：－15〜15 以下 　　　ふとりぎみ：15〜20 未満 　　　やや太りすぎ：20〜30 未満 　　　太りすぎ：30 以上 児童　やせ傾向：－20 以下 　　　普通：－20〜20 　　　肥満傾向：20 以上

*幼児のみで，乳児には用いない。

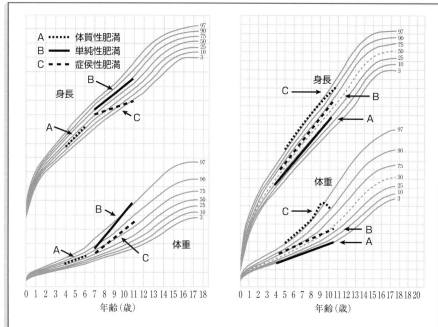

肥満　A　身長に比して体重の値が大きいので肥満であるが，曲線のチャンネル（7本の基準線のこと）に沿った成長をしている：体質性肥満
　　　B　身長曲線はチャンネルに沿っているが，体重はチャンネルを横切って上向きに伸びている：単純性肥満
　　　C　体重曲線はチャンネルに沿っているが，身長の伸びが悪いため病気が原因の肥満であると考えられる：症候性肥満
やせ　A　身長に比して体重の値が小さいのでやせであるが，曲線のチャンネルに沿った成長をしている：体質性やせ
　　　B　身長曲線はチャンネルに沿っているが，体重はチャンネルを横切って下向きになり，体重の増加が正常を下回る：病的やせ
　　　C　体重曲線が大きくチャンネルを横切って下向き（過去の体重より現在の体重が少ない）：重大な病気が原因と考えられる

図3-5　成長曲線による肥満（左）とやせ（右）の分類

出典）文部科学省スポーツ・青少年局学校健康教育課監修：児童生徒の健康診断マニュアル（改訂版），日本学校保健会（2010）より一部改変

　以下の3つの点からアセスメントする。①同月齢児と比較（静的アセスメント）：±2SD（3パーセンタイル～97パーセンタイル）を外れていないか，②時系列で比較（動的アセスメント）：曲線に沿った成長をしているか，③身長と体重のバランス：肥満，やせはないか（**表3-6，図3-5**）。

3）腹囲（**図3-6**）

・腹囲は内臓脂肪型肥満のスクリーニングに用いられる。簡便な目安として，男性85cm以上，女性90cm以上がスクリーニング基準とされている。

・腹囲の測定は熟練していないと計測誤差が大きくなる。

4）上腕周囲（**図3-7，3-8**）

・上腕周囲の測定値と上腕三頭筋皮下脂肪厚の測定値から，体脂肪量や筋肉量など

表3-7 身長別標準体重の求め方

身長別標準体重(kg)＝a×実測身長(cm)－b

年齢＼係数	男		女	
	a	b	a	b
5	0.386	23.699	0.377	22.750
6	0.461	32.382	0.458	32.079
7	0.513	38.878	0.508	38.367
8	0.592	48.804	0.561	45.006
9	0.687	61.390	0.652	56.992
10	0.752	70.461	0.730	68.091
11	0.782	75.106	0.803	78.846
12	0.783	75.642	0.796	76.934
13	0.815	81.348	0.655	54.234
14	0.832	83.695	0.594	43.264
15	0.766	70.989	0.560	37.002
16	0.656	51.822	0.578	39.057
17	0.672	53.642	0.598	42.339

出典）財団法人日本学校保健会：児童生徒の健康
診断マニュアル平成27年度改訂版（2015）

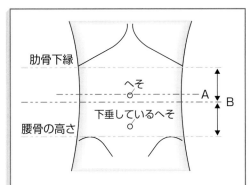

① 食後は避け，立位で衣類の影響がない
ようにし，両腕は力を抜いて下げ，軽呼
気時，メジャーは水平に巻く。
② 測定部位は，通常はへそ周囲（Aの位
置）でmm単位まで2回測定し平均値を
記録する。
③ 腹部がせり出し，へそが下垂している
場合，肋骨下縁と腰骨との中間部分（B
の位置）で測定する。

図3-6 腹囲の測定方法

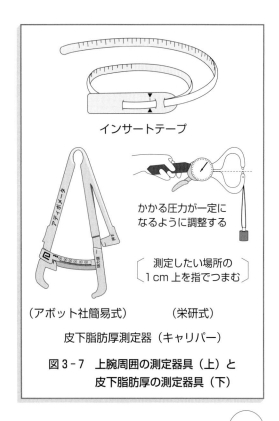

インサートテープ

かかる圧力が一定に
なるように調整する

測定したい場所の
1cm上を指でつまむ

（アボット社簡易式）　　（栄研式）

皮下脂肪厚測定器（キャリパー）

図3-7 上腕周囲の測定器具（上）と
皮下脂肪厚の測定器具（下）

の推定が可能となる。

・利き腕ではないほうの腕で測定する。

・日本人の新身体計測基準値（JARD 2001）の平均値，中央値（計測値を小さい順に並べたときのちょうど中央の値），四分位（計測値を小さい順に並べて4等分した値。下から1/4までなのか上から1/4までなのか，という評価をする）などで評価する。

5）皮下脂肪厚（図3-7，3-8）

・上腕三頭筋皮下脂肪厚（TSF）と肩甲骨下皮下脂肪厚（SSF）の合計値を用いる。

・キャリパーという測定機を用いる。アボット社製の簡易型皮下脂肪厚測定器（アディポメーター）や栄研式皮下脂肪厚測定器がある。

・上腕周囲を測定したほうの腕で測定する（利き腕と逆側）。

・簡便である反面，誤差が大きく測定には熟練を要する。

・皮下脂肪厚測定値で肥満ややせが推定できるほか，体脂肪量や除脂肪量，体筋肉量を算出することができ，体組成が把握できる。

6）体脂肪率

体脂肪量の測定方法には，皮下脂肪厚測定法，水中体重秤量法，二重エネルギーX線吸収法（DEXA），超音波法，CT（コンピュータ断層撮影法），インピーダンス法，近赤外分光法などがあるが，比較的簡便でよく使われている方法は，皮下脂肪厚測定法とインピーダンス法である。

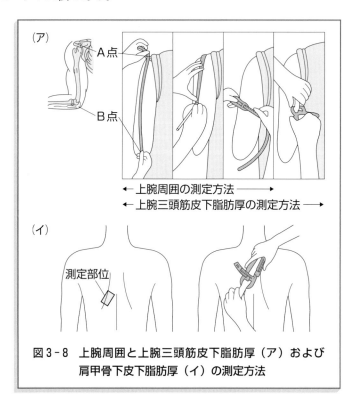

図3-8　上腕周囲と上腕三頭筋皮下脂肪厚（ア）および
肩甲骨下皮下脂肪厚（イ）の測定方法

①　皮下脂肪厚の測定方法　　皮下脂肪厚測定値より算出し判定する（**表3-8**）。

②　インピーダンス法　　身体に微弱な電流を流し，体組成の電気抵抗による差を利用して測定し，大勢のデータの蓄積から体脂肪率を推定する。使用する機器は，高性能で高価なものから，安価なものまである。判定は機器によって多少異なる。

皮下脂肪厚の測定値から肥満ややせ（栄養不良）の判定が可能となる。また皮下脂肪からは体脂肪率も推測できる。さらに皮下脂肪厚と上腕周囲の測定値から骨格筋量の指標となる上腕筋囲と上腕筋面積が推定できる。筋肉量は体たんぱくの指標となる（**表3-8**）。

表3-8　皮下脂肪厚と上腕周囲から算出できる項目

項　目	略語	算出式	意義，判定基準
上腕三頭筋皮下脂肪厚（mm）	TSF	―	体脂肪量の指標となる。評価指標はそれぞれ％AMC，％AMA を出す。
肩甲骨下皮下脂肪厚（mm）	SSF	―	
皮下脂肪厚（mm）		TSF+SSF	肥満ややせの指標
体脂肪率（％）【皮下脂肪厚測定法】		男性＝[4.57÷{1.0913−0.00116×(TSF+SSF)}−4.142]×100 女性＝[4.57÷{1.0897−0.00133×(TSF+SSF)}−4.142]×100	皮下脂肪厚測定法では年齢によって異なるが概ね， 肥満：男性25％以上，女性30％以上 普通：男性15〜20％，女性20〜25％
体脂肪量（kg）		体重（kg）×体脂肪率（％）÷100	―
除脂肪量（kg）		体重（kg）−体脂肪量（kg）	―
上腕筋囲（cm）	AMC	上腕周囲（cm）−π×TSF(mm)÷10	骨格筋量の推定となる。評価指標はそれぞれ％AMC，％AMA を出す。算出式，判定基準は％TSF，％SSF などと同じ。
上腕筋面積（cm²）	AMA	$AMC^2÷4\pi$	
％TSF，％SSF，％AMC，％AMA		（実測値÷JARD 基準値*）×100	80〜90％　軽度の栄養不良 60〜79％　中等度の栄養不良 <59％　　高度の栄養不良

*JARD2001 の中央値または平均値を用いる。

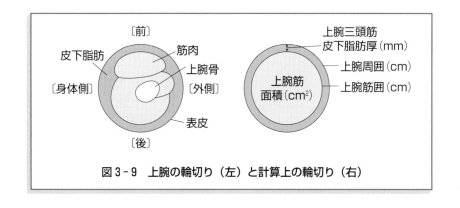

図3-9　上腕の輪切り（左）と計算上の輪切り（右）

（2）臨床診査

　臨床診査は，問診や視診（身体所見）により把握する情報である。

　臨床診査で確認したい項目を以下に，問診例を**図3-10**にあげる。

問　診：主訴，現病，既往症，家族歴，生活歴，自覚症状などで，栄養・食生活などに関連ある項目（体重歴，体重の変化，食事量の変化，食欲変化，味覚変化，消化器症状，便通変化など）。主訴とは対象者の最も訴えたいこと。

視　診（**身体所見**）：体格・浮腫・毛髪・肌・顔色・爪など対象者の栄養状態に関連ある身体所見を観察し把握しておく（**表3-9**）。

主訴	1週間前に健康診断で高血糖を指摘された
既往症	なし
家族歴	父：糖尿病
体重の変化	なし・(あり)（2年前より3kg増，20歳時56kgより10kg増）
食事量の変化	なし・(あり)（　1週間前から減らしている　）
便通	便秘ぎみ・(普通)・下痢ぎみ
食物アレルギー	(なし)・あり（　　　　　　　　　　）
飲酒	なし・(あり)（　ビール500ml/日　　　）
喫煙	なし・(あり)（15本/日，35年間　　　）
その他	4か月前に妻死去により独居

図3-10　問診例

表3-9　栄養状態が及ぼす身体の変調

過不足栄養素等			身体部位	主な変調
過剰	エネルギー		全　身	体重増，動悸，息切れ，疲労，倦怠感，関節痛など
不足	エネルギー		全　身	体重減，疲労，倦怠感，貧血，無月経，浮腫，心拍数減，血圧下降など
	たんぱく質		皮膚・爪・髪	肌荒れ，爪甲横溝，脱毛など
	ビタミン	A	皮　膚	肌荒れ，鱗屑，毛孔性角化症
			目	夜盲症，角膜軟化症など
		B$_1$	神　経	脚気，ウェルニッケ・コルサコフ症候群など
		B$_2$	口	口角炎，口唇炎，口内炎，舌炎など
			目	流涙，結膜炎，硝子体混濁など
		C	全　身	疲労，うつ状態，結合組織異常，紫斑など
		D	骨	骨痛，骨軟化症，くる病など
	亜　鉛		皮膚・髪	皮膚炎，紫斑，脱毛など
			口	味覚減退など

30

表 3 - 10　臨床検査項目と正常範囲

検査項目（略語）		把握できる項目	正常範囲（単位）
血液検査	赤血球数（RBC）	貧　血 　平均赤血球容積（MCV）を算出し，分類する（評価は表 3-11）。 平均赤血球容積（MCV）＝ヘマトクリット値÷赤血球数×10 （単位：fL）	男 430〜562（万/μL） 女 390〜500（万/μL）
	ヘモグロビン（Hb）		男 13.0〜18.0（g/dL） 女 12.0〜15.5（g/dL）
	ヘマクリット（Ht）		男 40〜53（%） 女 35〜46（%）
	白血球数（WBC）	炎症性疾患，白血病	3,500〜9,000（個/μL）
	総たんぱく（TP）	低栄養，肝機能	6.4〜8.2（g/dL）
	アルブミン（Alb）		3.9〜4.9（g/dL）
	A/G 比（アルブミン・グロブリン比）		1.00〜2.08
	AST（GOT）	肝機能	10〜38（U/L）
	ALT（GPT）	肝機能	4〜35（U/L）
	γ-GTP	肝機能（アルコールに特異的に反応）	59 以下（mU/mL）
	総ビリルビン（BIL）	肝機能，黄疸	〜1.5（mg/dL）
	尿素窒素（BUN）	腎機能	9 から 23（mg/dL）
	クレアチニン（Cr）		〜1.1（mg /dL）
	尿酸（UA）	腎機能，痛風	6.9 以下（mg/dL）
	総コレステロール（T-cho）	脂質異常症 　算出による LDL-コレステロール値＝総コレステロール−HDL- コレステロール−トリグリセライド÷5	130〜220（mg/dL）
	LDL-コレステロール（LDL-cho）		140 未満（mg/dL）
	HDL-コレステロール（HDL-cho）		40 以上（mg/dL）
	トリグリセライド(TG)		40〜149（mg/dL）
	血糖（BG または BS）	糖尿病	空腹時 70〜109（mg/dL）
	ヘモグロビン A1c（HbA1c）		4.6〜6.2（%）
尿検査	pH	代謝障害，尿路感染	4.5〜7
	尿たんぱく	腎機能	（−）
	尿　糖	腎機能，糖尿病	（−）
	尿潜血	腎機能，尿道疾患	（−）
	尿ウロビリノーゲン	肝疾患	（±〜＋）
血圧	収縮期血圧	血圧の異常	140 未満（mmHg）
	拡張期血圧		90 未満（mmHg）
	心拍数	心機能	50〜99（拍/分）
骨	スティフネス・超音波骨密度指数	骨粗鬆症	80 以上（%YAM）

（3）臨床検査（生理・生化学検査）

　臨床検査には肺活量や血圧などの生理学検査，尿・血液検査などの生化学検査がある。機器により分析し，客観的に栄養状態を把握する方法である。

　臨床検査項目の正常範囲など，必要と思われるものを示す（**表3-10，3-11，3-12**）。

表3-11　平均赤血球容積（MCV）による貧血の分類

値（fL）	分　類	種　類
80 未満	小球性	鉄欠乏性貧血，鉄芽球性貧血
80〜100（基準値）	正球性	溶血性貧血，急性貧血，再生不良性貧血
100 以上	大球性	悪性貧血（ビタミン B_{12} 欠乏性貧血，葉酸欠乏性貧血）

表3-12　成人における血圧分類　　　　　　　　　（mmHg）

分類	診察室血圧			家庭血圧		
	収縮期血圧		拡張期血圧	収縮期血圧		拡張期血圧
正常血圧	＜120	かつ	＜80	＜115	かつ	＜75
正常高値血圧	120〜129	かつ	＜80	115〜124	かつ	＜75
高値血圧	130〜139	かつ／または	80〜89	125〜134	かつ／または	75〜84
Ⅰ度高血圧	140〜159	かつ／または	90〜99	135〜144	かつ／または	85〜89
Ⅱ度高血圧	160〜179	かつ／または	100〜109	145〜159	かつ／または	90〜99
Ⅲ度高血圧	≧180	かつ／または	≧110	≧160	かつ／または	≧100
（孤立性）収縮期高血圧	≧140	かつ	＜90	≧135	かつ	＜85

出典）日本高血圧学会：高血圧治療ガイドライン 2019

身体測定実習
　互いの身体測定を行い，測定値から栄養状態をアセスメントしよう。

　膝高から身長・体重の推定式を用いて算出された値と実際の身長・体重を比較してみよう。
　また，クラスやグループでのデータを調べ，考察してみよう。

臨床検査・臨床診査実習　
　血液検査の結果を記入し，判定しよう。
　自覚症状があれば記入しておこう。
　また，自覚症状を確認し，血液検査値の異常と関連がないか評価してみよう。

3　栄養・食生活調査

（1）調査の種類と方法
1）アンケート調査

　アンケート調査とは，栄養・食生活分野で生じている問題を解決する手がかりを得るために，個人や集団を対象として質問に対する回答を得て，そのデータを解析することによって問題解決の糸口となる情報を導き出していくという一連のプロセスである。

　適切なる栄養教育・指導を行うには，まず対象者の食生活や生活習慣の実態を把握し，問題点を発見し，改善方法を検討しなければならない。そのために調査は重要である。

　このように調査目的には，問題を発見すること，実態を表す指標を定量化すること，また，問題に含まれる因果関係を探索することがあげられる。調査から導き出された結果内容を十分に考察して，人びとに対する健康増進支援に役立てる。

[手順]（図3-11）
　①　調査目的　　まず調査目的の明確化が必要である。対象者に対しなぜ調査が必

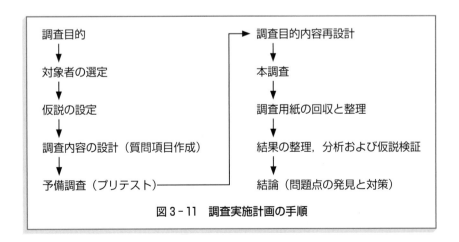

図3-11　調査実施計画の手順

要なのか，どのような情報を得るための調査か，どのような問題が発生しているのかなどの調査の背景を整理して目的を明確にする。

　② 　**対象者の選定**　　どのような個人および集団を対象にするか，また人数の範囲を考慮して決定する。

　③ 　**仮説の設定**　　調査目的を達成するために，あらかじめ仮説を立てて，質問項目作成に役立てる。

　仮説設定はある事象や現象を仮定・推測することである。仮説設定をする際は，まず対象者の生活環境としての地域の気候風土や地理的な自然環境条件，食料の流通状況や産業などの社会経済的条件も含め多方面からの資料を収集し参考とする。

　(例)

　・野菜の摂取量とがんとの関連性があるのではないか。

　・魚の摂取量頻度については，海あり県の地域に摂取が高いのではないか。

　・おやつの摂取量や頻度の高さは虫歯の罹患率に関係しているのではないか。

　・食塩摂取量と高血圧との関連性があるといえるか。

　・市販のベビーフードの利用は，就労している母親のほうが高いのではないか。

　④ 　**調査表の形式**　　用紙の大きさはB4・A4・B5のいずれかとする。用紙の大きさにもよるが，2〜3枚程度がよい。多いと対象者に負担がかかり，正確なデータが得られにくい。

　⑤ 　**調査用紙の構成**　　図3-12に示すような構成で調査用紙を作成する。

　⑥ 　**調査内容**　　調査内容については，質問用紙を用いるが，調査目的が十分達成できるような情報の収集のための質問と回答内容を組み込むことが重要である。また，仮説検証するために問題に関連すると思われる要因も設定する。

　⑦ 　**質問項目作成**　　質問文を作成していく際には，必要とするデータが収集できるかどうかだけでなく，対象者が戸惑ったりすることがなく，スムーズに回答できるようなことばや質問文の言い回しに十分配慮する必要がある。それには簡潔な文章表現，わかりやすい語句を用いる。

　また誘導的な語句や文章は避けることが大事である。

　⑧ 　**質問項目の順序**　　調査表の顔といわれるフェイス項目から設計する。種々の調査では，必ずいくつかのフェイス項目が質問されている。いわゆる調査対象者の基本的属性である。内容としては性別，年齢，職業，地域，世帯構成，兄弟姉妹数などである。

　(作成時の注意事項)

　・簡単に回答でき，差しさわりのない質問を並べる。

　・一般的な問いから，特殊な核心的な問いへと進める。

　・対象者が抵抗なく自然に回答ができるように，質問の流れを考慮する。

　・質問の順序による影響を考慮する。また誘導的な語句や文章は避ける。

　・質問文は対象者にわかる表現が望ましい。

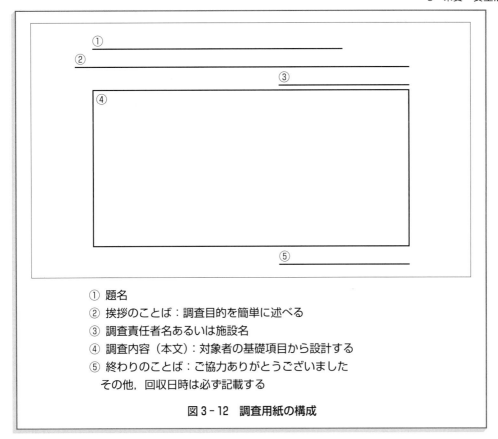

① 題名
② 挨拶のことば：調査目的を簡単に述べる
③ 調査責任者名あるいは施設名
④ 調査内容（本文）：対象者の基礎項目から設計する
⑤ 終わりのことば：ご協力ありがとうございました
　その他，回収日時は必ず記載する

図3-12　調査用紙の構成

・質問数は多すぎない。
　⑨　**回答形式**　　自由回答法（質問文に対し，自由に答えてもらう方法で，数値記入と文字記入形式）と選択肢回答法（複数ある。質問の内容に対し予想される回答選択肢をあらかじめ用意して示し，該当する回答選択肢を選んでもらう形式）がある。
　さらに選択肢回答法には，単一回答法（二項選択回答形式は回答選択肢が2つである場合），複数回答法（多項選択回答形式で回答選択肢が3つ以上ある場合で，回答数を制限する場合としない場合がある），順位回答法（回答選択肢に順位をつける）の3つがある。
（回答選択肢の内容設定時の注意事項）
・回答選択肢の数が多すぎないこと。
・回答選択肢の文章が長すぎないこと。
・回答選択肢の並べ方に注意する。
　それぞれの質問項目に対し回答選択肢があるが，得られる回答データには，質的データと量的データがあり，そのデータの種類を分類する基準として尺度水準がある（**表3-13**）。
　このように回答形式により得られる尺度が変わり，これにより後の統計処理も変わ

表3-13　尺度水準による回答項目の性質

尺度水準		内　容	例
質的データ	名義尺度	同質・異質の決定を行うために，名目的につけられた分類を示す性質のもの。	性別（男・女），血液型（A・B・O・AB），職業，専攻，グループ（介入群・対照群など）
	順序尺度	選択肢の順序に意味があるもの。大小関係にのみ意味があり，差には意味がないもの。	環境評価（大変良い・やや良い・やや悪い・非常に悪い），肥満度，テストの順位，患者の食事満足度，痛みの強さ
量的データ	間隔尺度	数値の差のみに意味があるもの。数値に等間隔があるもの。	気温，体温，テストの点数
	比率尺度	原点（ゼロ）と比率に意味があるもの。	身長，体重，血圧，血糖値など

るので，回答形式は十分検討して設定することが重要である。

⑩　予備調査（プリテスト）　　実際の調査に先立って，調査対象者のごく少数の者に実施してみる。予備調査により，調査目的を達成できるような情報が得られる質問の抜け落ち，質問内容が対象者にとって難しく回答しにくい，回答選択肢がないなどの不備な点がみつかり，本調査に向けて修正することができる。

⑪　調査方法　　配票調査，郵送調査，集合調査，面接調査，電話調査，インターネット等の方法があり，それぞれ一長一短がある。

⑫　結果の整理，集計分析，仮説検証　　調査結果は回収し集計する。集計方法には，パソコンの統計ソフトを利用し，データ入力し，統計データ解析を行う。集計方法には，単純集計（各質問の回答選択肢ごとに数値を集計する）とクロス集計（2つ以上の項目をかけ合わせ集計し，項目間の因果関係を探る）などがある。統計学を利用して仮説の検証を行い，結果を考察して，問題点を探り，今後の対策や健康教育に役立てる。

　テーマや対象者を選定し，アンケート調査計画書①を作成しよう。

　具体的な質問項目や回答項目等のアンケート調査計画書②を作成しよう。

　アンケート完成用紙を作成しよう。

演習4

2）食事（栄養）調査

　食事（栄養）調査は，食事の量や内容など摂取状況を調査し，エネルギーおよび各栄養素の摂取量を算出，評価する栄養アセスメント法の１つである。食品・料理の摂取状況を調査することで，対象者のエネルギー，各栄養素の１日摂取量や習慣的摂取量を推定する。

　調査法には，食事記録法，食事思い出し法（24時間思い出し法），食物摂取頻度調査法，陰膳法，食事歴法，食環境調査などがある（**表3-14**）。

　それぞれの調査は特徴によって長所・短所がある。そのため，調査方法は対象者や利用目的，状況などに合わせて，適宜選択する必要がある。また，申告誤差（過大・過小申告）や日間変動（個人内変動）があることにも留意する。

　①　食事記録法　　食事記録法は１日に食べたもの（飲んだもの）をすべて記録する方法である。秤量記録法（実際に食品重量を測定し記録する）と目安量記録法（目安量を記入する）があるが，外出時など秤量が難しい場合，２つを併用して行う。

[手順]

① 調査日は特別な行事などのない，日常の食事がわかる平日に設定する（学生の場合，調理実習など普段の食事と違うものを食する日は避ける）。

② １日（朝食，昼食，夕食，間食）に飲食したすべてのものを秤量し記録する。

③ 調理をする場合は，できるだけ調理前の食品の重量を量る。調味料なども忘れ

表3-14　食事（栄養）調査の調査法

食事記録法 （秤量記録法） （目安量記録法）	対象者が食べたものを調査票にすべて記録する。ほかの調査票の精度を評価する際のゴールドスタンダードとして使用される。対象者の負担が大きく，食事内容が通常と異なる可能性がある。 **秤量記録法**：実際の食品・料理の重量（g）を測定記録する。 **目安量記録法**：重量測定は行わず，目安量で記録する。
食事思い出し法	前日の食事内容を栄養士が対象者から聞き取る。対象者の負担は少ないが，栄養士の能力により結果が左右される。
食物摂取頻度調査法	対象者がある程度の期間にどの程度の頻度で食物を摂取したか，習慣的な摂取量を把握（推定）する。この調査では食物摂取頻度調査票（FFQ）を用いて質問する。簡便に調査を行え，データ処理に要する時間と労力は少ない。しかし，得られる結果は質問項目，選択肢に依存する。 **定性的食物摂取頻度調査法**：食品の摂取頻度のみ質問 **半定量食物摂取頻度調査法**：食物の摂取頻度と摂取量について質問
陰膳法	摂取した食事（食物）と全く同じものを，同量準備する。食物試料を化学分析して栄養素等摂取量を測定する。栄養素等摂取量の推定としてはもっとも精度が高い。対象者の負担が大きく，実際に摂取した食品サンプルをすべて集められない可能性がある。分析に手間と費用がかかる。
食事歴法	対象者の過去の食事を調べる調査法で，調査票を用いて日常的に食している食品の摂取頻度や摂取量を質問する。食事パターン，食行動，調理などに関する質問も行う。得られる結果は質問項目，選択肢に依存する。また，面接調査の場合は，熟練した栄養士が必要となる。
食環境調査	食品の入手が可能な環境か，食品の流通・購入の難易度（近くに店があるか，誰が購入するのか），経済（収入や食品価格等），食事の担い手（調理可能か，食事介助が必要か），外食率などに関する質問を行う。

ずに記録する。

④ サプリメントや保健機能食品などについても記録する。

⑤ 調査用紙には献立名，食品名，摂取量（g）を記入する。

⑥ 外食や中食の場合は目安量を記録する。写真を撮っておくと，栄養価計算に役立つ。

［注意点］

・普段の食事量を知るチャンスなので，日常の食事を記録する。記録が面倒などの理由で簡素な食事にしたり，食べるのを我慢しない。

・嗜好飲料などの飲み物も，記入漏れのないよう忘れずに記入する。

・食事を残した場合は，その分を差し引いて記録する。

・めん類の汁などは，残った汁量を量り，実際に摂取した量を記録する。

・外食などで料理を目安量で記入した場合は，料理の中に入っている食品でわかるものはできるだけ記入しておく。

・中食などの市販食品や保健機能食品などは，商品名，メーカー名などを記録する。栄養表示を写真撮影しておくと栄養価計算をするときの参考になる。

・外食時に写真撮影をする場合は，必ず許可を得てから行うこと。

② **食事思い出し法（24時間思い出し法）**　一般的に栄養士による面接で行われ，前日の食事内容を聞き取る方法である。

［手順］

① 前日の行動をもとに，時間にそって食事内容を思い出させる。

② 摂取した料理名，食品名，摂取量をフードモデルや料理写真，食器などを活用し，聞き取る。

［注意点］

・料理の味つけなども細かく聞き取る。

・目安量から推定するため，秤量記録法より誤差は大きくなる。

・思い出しが困難な幼児や高齢者，病人などには適用できない。

・食事に興味がない人，調理をしない人などが対象の場合は，実物大の食品写真をみせるなどして，量を把握する。また詳細を思い出せるような工夫をする。

③ **食物摂取頻度調査法**　個人の習慣的食物摂取状況を評価するための方法である。食物摂取頻度調査票（FFQ）を用いて行う。調査票の例を**図3-13**に示す。

［調査票作成の手順］

① 調査票の目的を明確にし，対象者を決定する。

② 対象者に食事記録法，食事思い出し法による食事（栄養）調査を実施する。

③ 食事（栄養）調査をもとに，調査の目的に応じて食品リストを作成する。食品リストは供給率法，重回帰法により，目標とすべき摂取量の80〜90％をカバーするように食品を選択する。

④ 1回あたりの基準量（ポーションサイズ）を決める。

食物摂取頻度調査票

過去1か月にリストにあげた食品をどのくらいの頻度で食べましたか。また，1回あたりに食べる量はどのくらいですか。該当する数字・アルファベットに○をつけてください（1つ）。

食品名	摂取頻度						1回あたりの摂取量			
	全く食べない	月1〜3回	週1〜2回	週3〜4回	週5〜6回	毎日1回	基準量（ポーションサイズ）	基準量の		
								半量	同量	2倍以上
トマト	1	2	3	4	5	6	中玉1個	a	b	c
ほうれんそう	1	2	3	4	5	6	お浸しで小鉢1つ	a	b	c
ピーマン	1	2	3	4	5	6	1個	a	b	c
キャベツ	1	2	3	4	5	6	葉1枚	a	b	c
きゅうり	1	2	3	4	5	6	1/2本	a	b	c
たまねぎ	1	2	3	4	5	6	中玉1/4個	a	b	c
いちご	1	2	3	4	5	6	5粒	a	b	c
バナナ	1	2	3	4	5	6	1本	a	b	c
りんご	1	2	3	4	5	6	L玉1/3個	a	b	c

図3-13　食物摂取頻度調査票例

⑤　栄養素摂取量を算出するため，食品リストから食品成分表（食品群別荷重（加重）平均成分表）を作成する。

[注意点]

・比較的簡易で多人数の調査に適応できるが，対象者の記憶に依存するため，食物摂取量が厳密には算出されない。

・リストにあがる食品が非常に多いので，調査の目的に応じて作成する。

・一般的な摂取頻度，食品の重量などを把握しておく。

④　**食事歴法**　　対象者の過去または一定期間の食事内容や食事パターンについて調べる方法である。面接や調査票を用いて行われる。食事歴法は種々の方法で行われており，日常の食事や食事パターンだけでなく，食習慣や食行動の評価にも利用される。

食事記録法で食事調査をしてみよう。

食事状況調査票記入例を参考までに示す。

（ワークシート1）　食事状況調査

　　　　　　　　　年　　　　クラス　番号　　　　　　氏名

調査日	食事区分	食事時間	食事所要時間	場　所	共食者	調理担当者	食事状況
月　日（第1日目）	朝　食	7：02	5分	家	なし	母	急いで食べた
	昼　食	12：20	30分	教室	友3人	中食	楽しく会話しながら食べた
	夕　食	20：35	20分	ファミレス	姉	外食	〃
	間　食	：					
月　日	朝　食	：					
	昼　食						

食事状況調査票記入例

食事調査後，栄養価計算・栄養素等摂取量・食品群別摂取量を算出しよう。

3）生活時間調査

　生活時間調査（タイムスタディ）は，個人の1日の生活活動を記録し，活動内容と時間を整理することで，対象者の1日のエネルギー消費量を算出する方法である。

　調査記入方法には，実測法，観察法，思い出し法などがある。また，生活習慣記録機や活動量計，歩数計などの機器がある場合は，調査日に装着して測定する。これらを利用することで，対象者の運動や生活習慣を客観的に把握することができる。

［手順］

① 調査日は食事調査日と同日調査とする。日常の生活がわかるように平日を選ぶ。

② 調査票に1日の生活活動すべてを記録する。

③ 調査票の時間は，「分」単位で記録する。

④ 活動内容は具体的に記入する。運動の強度がわかるように，立位・座位・横になる・歩く速度なども記入しておく。

表3-15　生活活動・運動のメッツ（METs）

メッツ	生活活動・運動例
0.9	睡眠
1.8	立位（会話，電話，読書），皿洗い
2.0	ゆっくりした歩行（平地，非常に遅い＝53 m/分未満，散歩または家の中），料理や食材の準備（立位，座位），洗濯，子どもを抱えながら立つ，洗車・ワックスがけ
2.2	子どもと遊ぶ（座位，軽度）
2.3	ガーデニング（コンテナを使用する），動物の世話，ピアノの演奏
2.5	植物への水やり，子どもの世話，仕立て作業
2.8	ゆっくりした歩行（平地，遅い＝53 m/分），子ども・動物と遊ぶ（立位，軽度）
3.0	普通歩行（平地，67 m/分，犬を連れて），電動アシスト付自転車に乗る，家財道具の片付け，子どもの世話（立位），台所の手伝い，大工仕事，梱包，ギター演奏（立位）
3.3	カーペット掃き，フロア掃き，掃除機，電気関係の仕事：配線工事，身体の動きを伴うスポーツ観戦
3.5	歩行（平地，75～85 m/分，ほどほどの速さ，散歩など），楽に自転車に乗る（8.9 km/時），階段を下りる，軽い荷物運び，車の荷物の積み下ろし，荷づくり，モップがけ，床磨き，風呂掃除，庭の草むしり，子どもと遊ぶ（歩く/走る，中等度），車椅子を押す，釣り（全般），スクーター（原付）・オートバイの運転
4.0	自転車に乗る（≒16 km/時未満，通勤），階段を上る（ゆっくり），動物と遊ぶ（歩く/走る，中等度），高齢者や障がい者の介護（身支度，風呂，ベッドの乗り降り），屋根の雪下ろし
4.3	やや速歩（平地，やや速めに＝93 m/分），苗木の植栽，農作業（家畜に餌を与える）
4.5	耕作，家の修繕
5.0	かなり速歩（平地，速く＝107 m/分），動物と遊ぶ（歩く/走る，活発に）
5.5	シャベルで土や泥をすくう
5.8	子どもと遊ぶ（歩く/走る，活発に），家具・家財道具の移動・運搬
6.0	スコップで雪かきをする
7.8	農作業（干し草をまとめる，納屋の掃除）
8.0	運搬（重い荷物）
8.3	荷物を上の階へ運ぶ
8.8	階段を上る（速く）
2.3	ストレッチング，全身を使ったテレビゲーム（バランス運動，ヨガ）
2.5	ヨガ，ビリヤード
2.8	座って行うラジオ体操
3.0	ボウリング，バレーボール，社交ダンス（ワルツ，サンバ，タンゴ），ピラティス，太極拳
3.5	自転車エルゴメーター（30～50ワット），自体重を使った軽い筋力トレーニング（軽・中等度），体操（家で，軽・中等度），ゴルフ（手引きカートを使って），カヌー
3.8	全身を使ったテレビゲーム（スポーツ・ダンス）
4.0	卓球，パワーヨガ，ラジオ体操第1
4.3	やや速歩（平地，やや速めに＝93 m/分），ゴルフ（クラブを担いで運ぶ）
4.5	テニス（ダブルス）*，水中歩行（中等度），ラジオ体操第2
4.8	水泳（ゆっくりとした背泳）
5.0	かなり速歩（平地，速く＝107 m/分），野球，ソフトボール，サーフィン，バレエ（モダン，ジャズ）
5.3	水泳（ゆっくりとした平泳ぎ），スキー，アクアビクス
5.5	バドミントン
6.0	ゆっくりとしたジョギング，ウェイトトレーニング（高強度，パワーリフティング，ボディビル），バスケットボール，水泳（のんびり泳ぐ）
6.5	山を登る（0～4.1 kgの荷物を持って）
6.8	自転車エルゴメーター（90～100ワット）
7.0	ジョギング，サッカー，スキー，スケート，ハンドボール
7.3	エアロビクス，テニス（シングルス），山を登る（約4.5～9.0 kgの荷物を持って）
8.0	サイクリング（約20 km/時）
8.3	ランニング（134 m/分），水泳（クロール，ふつうの速さ，46 m/分未満），ラグビー
9.0	ランニング（139 m/分）
9.8	ランニング（161 m/分）
10.0	水泳（クロール，速い，69 m/分）
10.3	武道・武術（柔道，柔術，空手，キックボクシング，テコンドー）
11.0	ランニング（188 m/分），自転車エルゴメーター（161～200ワット）

出典）厚生労働省：健康づくりのための身体活動基準2013　参考資料2-1, 2-2

［注意点］

　・活動記録は漏れのないように，なるべく実測法で行う。

　・1日24時間＝1,440分であるので，時間の合計に間違いがないように注意する。

【エネルギー消費量の算出方法－Ex（エクササイズ）から算出する】

　① 生活時間調査をもとに，活動内容と時間（分）をまとめる。

　② 表3-15の生活活動・運動のメッツ（METs）表を参考にして，身体活動ごとのMETsに活動時間をかけて，Ex（メッツ・時）を算出する。

　　Ex＝METs×時間（分）÷60（分）

　③ エネルギー消費量を算出する。記入例を図3-14に示す。

　　1日のエネルギー消費量(kcal)＝Σ(1.05×Ex×(基準)体重[1](kg))

　　[1]体重は基準体重を用いる場合と実測体重を用いる場合がある。

【エネルギー消費量の算出方法－METsの平均値から算出する】

　① 生活時間調査をもとに，活動内容と時間（分）をまとめる。

　② 表3-15の生活活動・運動のメッツ（METs）表を参考にして，身体活動ごとのMETsに活動時間をかけて，身体活動量を算出する。記入例を図3-15に示す。

　③ METsの平均値を算出する。

　　METsの平均値＝Σ(METs×時間(分))÷1,440(分)

エネルギー消費量算出

　　　　年　　　クラス　番号　　　　　氏名

活 動	METs	1日目(分)	2日目(分)	日目(分)	平均(分)	エネルギー消費量(kcal) ＝1.05×Ex(METs×平均時間/60)×体重(kg)
睡眠	0.9	360	420		390	1.05×(0.9×390/60)×50＝307kcal
食事(座位)	1.5	80	95		175	1.05×(1.5×175/60)×50＝230kcal
電車(立位)	2.2	48	53		50.5	1.05×(2.2×50.5/60)×50＝97kcal
・ ・ ・						・ ・ ・
合 計		1,440	1,440	1,440	1,440	1,898kcal

図3-14　エネルギー消費量算出（記入例）－Exから

Xさん（20歳，女性）の身体活動量算出

行動内容	METs	時間(分)	METs×時間
睡眠	0.9	458	412
食事（座位）	1.5	80	120
電車（立位）	2.2	39	86
		・	・
		・	・
		・	・
合　計		1,440	2,208

METsの平均値

　2,208/1,440＝1.53

Xさんの基礎代謝量

　基礎代謝基準値22.1(kcal/kg体重/日)×体重50(kg)

　＝1,105(kcal/日)

エネルギー消費量算出

　座位安静時代謝量(1,105×1.1)×METsの平均153/0.9

　＝2,066kcal

図 3-15　エネルギー消費量算出（記入例）－METs の平均値から

④ エネルギー消費量を算出する。

　　1 日のエネルギー消費量（kcal）

　　　＝座位安静時代謝量^{*1}×METs の平均値÷0.9

　　　＝（基礎代謝量^{*2}（kcal/日）×1.1）×METs の平均値÷0.9

^{*1} 座位安静時代謝量＝1 METs≒3.5 mL/kg/分

^{*2} 基礎代謝量（kcal/日）＝基礎代謝基準値（kcal/kg 体重/日）×（基準）体重（kg）

　生活時間調査をしよう。

　生活時間調査から，Ex（エクササイズ）を算出し，エネルギー消費量，身体活動レベルの算出をしよう。

（2）エネルギーおよび各栄養素の適正摂取量評価

　食事（栄養）調査によって得られた各栄養素の摂取量の評価は，日本人の食事摂取基準の各指標に示されている値と比較することでできる。エネルギー摂取量の過不足を評価するには，BMI または体重変化量を用いる。

　個人の栄養素等摂取量の評価を行うときは，食事記録法などの調査を 2～3 日実施し，その平均値を求め，習慣的な栄養素等摂取量を推定する。ただし，「ある○日間

の食事」からの評価であり，摂取量のみから，適正量を充足しているかどうかの判定・評価はできないことを理解しておく。評価はあくまで目安としてとらえる。総合的に評価を行うときには，食事調査だけでなく，身体状況調査，臨床診査など対象者の栄養状態を把握できる情報を活用することが大切である。

　食事（栄養）調査から栄養評価（診断）を行う場合は，演習6で算出した栄養価計算・栄養素等摂取量・食品群別摂取量を使い，比率等は調査の目的にそって項目等を決める。

- ・栄養比率および食品比率の算出：エネルギー産生栄養素バランス，穀類エネルギー比，動物性たんぱく質比，動物性食品比，でんぷん性食品比，緑黄色野菜比，脂質の質をみる（脂肪酸比）など。
- ・料理方法や出現食品から食傾向などを評価する：調理方法による分類・頻度，出現食品頻度・（摂取）量など。
- ・食事バランスガイドや食生活指針を活用する。

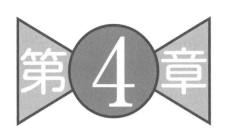

栄養情報の収集と活用

「情報」とは，判断を下したり行動を起こしたりするために必要な，種々の媒体を介しての知識である（広辞苑第七版）。

「情報」を活用するには，「情報」を収集すること，分析することが前提となる。これには，「情報」を判断する能力，操作する能力，伝達するコミュニケーション能力，創造力などが必要である。

本章では，「栄養情報」を栄養教育・指導するために必要な種々の媒体を介して得られる知識として位置づけ，この収集と活用について学ぶ。

目的は，人間の生活背景にある食環境における食物と情報のアクセスおよび「栄養情報」を理解し，収集と活用方法を習得することである。

1 健康と食環境の把握・理解

ヒトの食行動は健康状態に影響を及ぼす。食行動の要因には各個人の知識や態度，信念や考え方，心理状態および取り巻く食環境などである。食環境は食物へのアクセスと情報へのアクセス，ならびに両者の統合であると定義されている。

健康づくりのための食環境との関係を図4-1に示す。これら食環境を把握・理解することは，栄養教育・指導を目的とする「栄養情報」の収集と活用のために必要である。

（1）食物へのアクセス（食物生産，加工，流通，提供システム）

ヒトの食行動にかかわる食物の加工，流通，提供までを含むシステム全体を意味する。

（2）情報へのアクセス（情報提供のシステム）

メディア，広告，学校や職場などの集団，地区組織，食物提供の場など，ヒトが生活するうえで遭遇する，あるいはかかわる可能性のあるシステム。

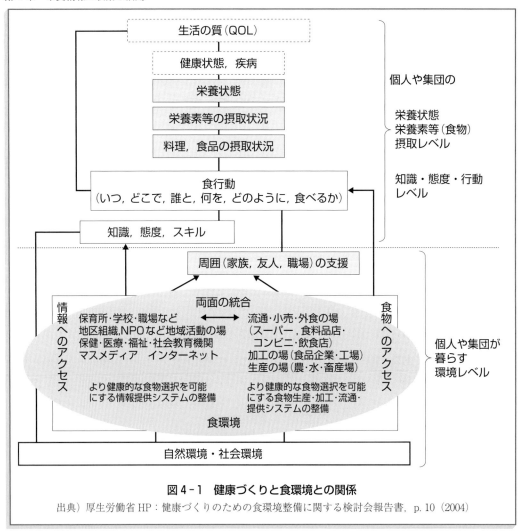

図4-1　健康づくりと食環境との関係

出典）厚生労働省 HP：健康づくりのための食環境整備に関する検討会報告書, p. 10（2004）

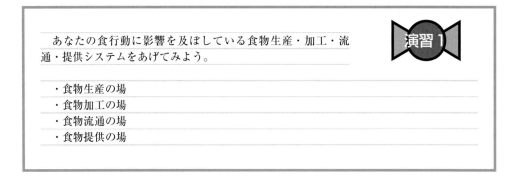

あなたが食に関する情報を得るためにアクセスしているシステムをあげてみよう。

・組織
・機関
・個人

2 「栄養情報」と収集

（1）「栄養情報」の種類

社会には「食とヒト」に関する情報が多く存在する。栄養教育・指導に必要な知識としての「栄養情報」は，ヒトの健康状態，健康状況，これに影響を及ぼす健康・栄養情報などすべてである。

1）個人や集団の健康状態

・主観的アセスメント：顔色，気力，声の大きさ，主訴など。

・客観的アセスメント：身体測定，臨床診査，臨床検査，食事調査。

・食習慣，食嗜好，食態度，食知識，食行動，食環境。

・生活習慣（ライフスタイル）：喫煙，飲酒，嗜好品，服薬，身体活動，労働，生活環境，社会・経済・文化的環境，自然環境。

・QOL（生活の質，人生の質）。

2）公表されている健康にかかわる内容の文献や情報（表4-1）

3）健康・栄養情報の発信源や根拠

・食とヒトの関連情報のすべて。

・管理栄養士・栄養士などの有資格者が発信する情報。

・無資格者が発信する情報。

・公的機関が発信する情報。

・科学的根拠があり，かつ公的機関で認められた情報。

・科学的根拠があり，公表される情報。

・根拠がない情報など。

（2）「栄養情報」と収集

栄養教育・指導マネジメント（栄養アセスメント→栄養教育計画→実施→検証→改善）上で必要な情報収集の2つの目的と3つの情報を提示する（図4-2）。

表4-1　主な文献データベースと栄養・健康関連の情報

名　称		作成元，学会	URL
文献データベース	医学中央雑誌	医学中央雑誌刊行会	http://www.jamas.or.jp/
	MEDLINE	アメリカ国立医学図書館	https://www.nlm.nih.gov/pubs/factsheets/medline.html
	PubMed	アメリカ国立生物科学情報センター	http://www.ncbi.nlm.nih.gov/pubmed
学会誌	栄養学雑誌	日本栄養改善学会	J-STAGE：https://www.jstage.jst.go.jp/browse/eiyogakuzashi/-char/ja/
	日本栄養・食糧学会誌	日本栄養・食糧学会	J-STAGE：https://www.jstage.jst.go.jp/browse/jsnfs/-char/ja/
	日本食育学会誌	日本食育学会	http://www.shokuiku-gakkai.jp/mokuji.html
	日本病態栄養学会誌	日本病態栄養学会	メディカルオンライン：https://mol.medicalonline.jp/archive/select?jo=cw3eiyou
	糖尿病	日本糖尿病学会	J-STAGE：https://www.jstage.jst.go.jp/browse/tonyobyo/-char/ja/
	Health Sciences	日本健康科学学会	http://www.jshs.gr.jp/books/jornal.html
栄養関連機関	栄養調査情報のひろば	「国民栄養調査の再構築に関する研究班」／食事調査標準化研究会	http://www0.nih.go.jp/eiken/nns/
	健康日本21	厚生労働省	http://www.kenkounippon21.gr.jp/
	健康ネット	健康・体力づくり事業財団	http://www.health-net.or.jp/
	厚生労働省		http://www.mhlw.go.jp/
	国立健康・栄養研究所		http://www.nibiohn.go.jp/eiken/index.html
	日本栄養士会		http://www.dietitian.or.jp/
	日本健康・栄養食品協会		http://www.jhnfa.org/
	農林水産省		http://www.maff.go.jp/
	Academy of Nutrition and Dietetics	栄養と食事のアカデミー（元アメリカ栄養士会）	http://www.eatright.org/
	International Confederation of Dietetic Association	国際栄養士連盟	http://www.internationaldietetics.org/
	International Union of Nutritional Sciences	国際栄養科学連合	http://www.iuns.org/

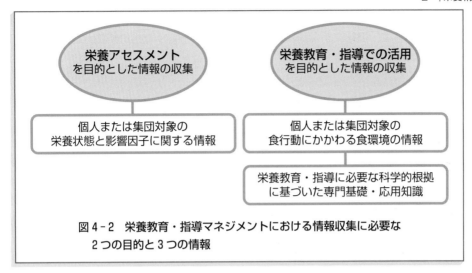

図4-2　栄養教育・指導マネジメントにおける情報収集に必要な
　　　　2つの目的と3つの情報

（3）「栄養情報」収集の手段

　既存の情報収集の手段としては，既存メディア，インターネットメディア，図書館，保健・医療・福祉など栄養教育・指導を行う各施設や組織などがあげられる。また，対象の直接的な情報収集については，調査によるものがある。これらの情報収集には取得するためのスキルが必要である。

1）既存する情報

①　既存メディアの特徴と利用

・既存メディアとはテレビ，ラジオ，新聞，雑誌，書籍などである。

・既存メディアからの情報の多くは，組織から発信される。

・制限された時刻や時間帯があるため，番組などのスケジュール把握が必要である。

・内容に制限があり，受信側の理解力が必要である。

②　インターネットメディアの特徴と利用

・インターネットメディアとは，ツイッター，フェイスブック，ブログ，YouTube，ホームページなどがあげられる。

・既存メディアに比べ，情報の公開や発信が早い。

・不特定多数の組織や個人から発信される情報であるため，その内容の信憑性が問われる。

・個人がアクセスすることで，随時，容易に情報を得ることができる。

・各種端末（デスクトップパソコン，ノートパソコン，スマートフォン，タブレットなど）の操作力が必要である。

・ウェブサイト（www）の理解が必要である。

③　図書館の特徴と利用

・図書館は，図書，雑誌，その他の資料の収集と保存施設である。

・各種図書館とその利用方法を知る必要がある。

④保健・医療・福祉など栄養教育・指導を行う各施設や組織の特徴と利用

・各施設の社会的役割とその対象者により成り立っている。

・個人または集団の個人情報（居住地，家族構成，健康状態，病歴，各種検査値など），既存の資料や記録，カルテなどがあげられる。

・各種データの読み取りと理解，集計とその解析。

・健康状態の影響因子の推察と分析。

2）直接的な情報

各種情報収集には，実測法，観察法，面接聞き取り法，質問紙法などがある。

① 　アンケート調査（聞き取り法，質問票法）

・目的に応じた調査内容，方法。

・調査対象者の情報をより正確にとらえるための内容構成。

・対象者の理解度に適応した設問形式やことばを用いる。

・データ集計方法の準備。

・集計後の数値の読み取りと解析。

・適切な調査企画から調査票の設計・作成，データ集計と解析できるスキル。

② 　観察・視察

・臨床診査，運動状況，食事状況，ストレス・休養状況などを的確にとらえるスキル。

・対象者の食環境や生活状態など実際の現場を視察し，的確に情報をとらえるスキル。

次の事例について，各目的に応じた情報収集の方法を考えてみよう。

●栄養教育・指導の対象者：ある鉄道駅から徒歩5分の大型スーパーや百貨店のある商業地域に居住する55歳の女性
●特定健康診査の結果：BMI 25.4 kg/m², 腹囲 93 cm, 血圧 142/85 mmHg, 空腹時血糖値 90 mg/dL, 血清中性脂肪値 142 mg/dL, 血清 HDL-コレステロール値 60 mg/dL

① 栄養アセスメントを目的にさらに入手したい情報をあげて，それを収集するための方法を考えてみよう（ヒント：食生活や身体活動）。
② 栄養教育・指導での活用を目的とした対象者の食環境にある情報をあげて，詳しい情報を収集するための方法を考えてみよう（ヒント：食物や情報へのアクセス）。
③ 栄養教育・指導での活用を目的とした専門基礎・応用知識をあげて，それを収集するための方法を考えてみよう（ヒント：栄養の過不足や生活習慣病予防）。
　・対象者の栄養状態の問題点と，改善に必要な専門分野の知識とスキル。
　・専門知識やスキルを得るための情報収集。

3 「栄養情報」の活用と留意点

　対象者の食環境を含めた栄養アセスメント，科学的根拠に基づく知識やデータを基本とする情報の活用には，対象者の状態や態度，知識・理解の程度を考慮し，そのまま用いる場合と加工して用いる場合がある。

（1）「栄養情報」活用方法
1）情報の加工
①　情報源の本質を見抜くための加工　　情報源から情報の要素を抽出し分析する。
・科学的根拠が示された論文整理（システマティック・レビュー）。
・統計解析：数値間の相関関係，検定など。
②　伝達するための加工　　対象が理解しやすい具体を表現する。
・数値データ表から図示の変換。
・指導内容のイラスト化。
例）特定給食施設におけるメニューの栄養バランス表示。
　　食品の栄養的価値についての説明とイラスト食品成分表数値。
　　対象に示すための本人の行動変容による身体状況の変化の図示など。
2）情報の伝達
栄養教育・指導を実施する場面で情報を伝達するための要素と工夫を以下に示す。
・送り手と受け手の両者のコミュニケーションが重要である。
・情報伝達のポイントは，いかに正確にわかりやすく相手に伝えるかを工夫する。
✓難しいことをできるだけ簡単に文字にして書く，言語にして話す。
✓図解する。
✓イラストや図を用いる場合，文字は最小限にとどめる。
✓相手の立場になって伝えるなど。

　以下に示す国民健康・栄養調査結果の栄養摂取状況年次推移表を検索し，表内の情報（数値の推移）をわかりやすく表現するために加工（作図）してみよう。

演習4

「第85表の1　栄養素等摂取量の平均値の年次推移（総数，1人1日当たり）1975-2017」
（出所：http://www.mhlw.go.jp/content/000451762.pdf）

演習5

　栄養教育を行うためのツールの1つである「食事バランスガイド」を用いて，この情報の伝達について考えてみよう。

　食事バランスガイドとはどのようなものなのか，いつ，どこで，どのような人に，どのようなときに，どのように扱うのか，どのような注意をしなければならないのかなど。

（2）情報を扱う場合の留意点

　守秘義務，情報倫理は，人間が情報を用いた社会形成に必要とされる一般的な行動の規範である。情報を扱う場合には厳守しなければならない。

　守秘義務は，職務上知り得た秘密は，漏洩してはならないということである。

　情報倫理は，情報社会の中で必要とされる道徳およびモラルである。著作権は，創作した人の権利を守るためのもので，無断で他人の作品を複製利用することは著作権法違反であり，これは情報倫理に反する行為の最たるものといえる。

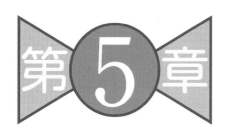

栄養教育計画

栄養教育・指導の目標は人びとの健康増進とQOLの維持・向上を目ざすものである。管理栄養士・栄養士の栄養教育・指導の実施により，これらの成果が求められる。そこでこの章では個人・集団の栄養教育・指導を効果的に進めるために必要な教育技術や方法を演習を通して学ぶ。

1　栄養教育計画の作成

栄養教育計画は，基本的な栄養教育・指導手順（第1章図1-1参照）にそって進められる。対象者である個人および集団の実態を多角的にスクリーニングし，アセスメントにより，どのような問題があるのかを探り，明らかにする。その問題を生んでいる要因を分析し，問題の重要性や優先性を考慮しながら，どこをどのように改善するとよいのか改善策を樹立し，教育目標を立て，どのように教育していくかを検討したうえで具体的に栄養教育計画（plan）を立案する。計画に基づいて教育が実施（do）され，実施後対象者が問題解決の方向へ向かっているかモニターし，教育効果を判定，検証（check）する。その結果により，教育目標や教育計画および実施段階にフィードバックし，内容や指導方法の改善（action）を行い，教育目標を達成していくという過程で展開される。

（1）栄養スクリーニング

栄養スクリーニングとは，低栄養や過剰栄養などがあるか，またそのリスクがあるかどうかを判定し，栄養状態と関連した要因を明らかにする過程である。

予防医学分野の二次予防（早期発見，早期治療）に相当するもので，健康診査，健康診断，人間ドックなどで行われている目的と同じであって，栄養状態のリスク者の選定である。

（2）栄養アセスメント

スクリーニングにより，栄養状態に問題がありそうなリスク者に対して，詳しい栄養アセスメントを実施する。つまり改善指標や問題の程度などを評価・判定をする過

程である。

　栄養状態を直接的に評価・判定する方法としては，身体測定（身長，体重，皮下脂肪厚，上腕囲，上腕筋囲，ウエストヒップ比など），臨床診査（病歴，臨床症状），臨床検査（血液・生化学検査）がある。間接的評価判定方法は，栄養・食生活調査（食事・栄養調査，食事歴調査，食環境調査など），食生活行動調査，食生活スタイル調査などがある。

（3）栄養教育計画

　アセスメントの結果から，栄養上の問題要因を診断し，早急に解決しなければならないものや，対象者が実践可能であるものなどから，優先順位を決定し，適切な栄養補給，栄養教育・指導，チームケアで取り組むべきプランの目標設定をする。

　栄養教育計画には，組織的に推進していくための全体的教育計画と段階的に指導を進めるための期間教育計画，また主題ごとの展開を示した教育計画などがある。各施設においては，他職種の教育活動と関連させながら計画するのが望ましい。

　教育の目標立てについては，まず最終改善目標となる総括的な長期目標を定める。次に長期目標達成のため，一定期間に達成したい事がらを中期目標とし，短期間で達成可能な，いくつかの明確な短期目標を設定する。短期目標は行動目標，実践目標ともいわれ，具体的で対象者が容易に実行しやすい内容を段階的に配列設定することが必要である。

〔具体例〕
　・長期目標：食習慣や生活習慣を改善し，脳卒中を予防する。
　　　　　　　地域の脳卒中死亡率を低下させる。
　・中期目標：肥満と循環器疾患を理解し，過食に注意し肥満を予防する。
　　　　　　　高血圧と食塩の関係を理解し，塩分摂取に注意し，血圧の正常化を図る。
　・短期目標：1日3食規則正しくバランスのとれた食事を摂取する。
　　　　　　　適塩食や薄味料理を摂取する。
　　　　　　　体重を測定し記録をとり管理する。
　　　　　　　日ごろの生活行動をチェックする。

1）カリキュラムの立案

　①　**教育を構成する要素**　教育目標を達成するためには，綿密な計画を立て，効果的な栄養教育・指導の展開をしなければならない。カリキュラムを作成する前に次の6W1Hを十分検討し，明確化したうえで実施するとよい。
　・Who　「だれが」　　　指導者（医師，管理栄養士・栄養士，保健師，看護師など）
　・Whom　「だれに」　　対象者（個人，集団）
　・What　「何を」　　　教育内容

・When 「いつ」 時期，時刻，所要時間，回数
・Where 「どこで」 場所，会場，地域
・Why 「なぜ」 目的，最終目標の達成
・How 「どのように」教育形態，媒体，教材

　これは教育・指導する側にとっても，可能かどうかを十分検討する大切な要素である。また次の点について必ず考慮し計画する。栄養士および組織運営スタッフ，運営に必要な経費，指導室，講義室，調理室，視聴覚設備や備品などである。

　② **カリキュラムの意義**　対象者にどのような学習をさせるか，その進行の計画あるいは教育課程をカリキュラムという。語源的には，走る路，走ることを意味する。教育目標を達成するために，計画的に編成した教育の流れで行うと目的・目標が達成されやすい。

　③ **カリキュラムの編成**　カリキュラムの編成は，スコープ（横方向，水平性）に教育内容の区分（日時，教育目標，教育内容・方法，教材・媒体，場所など）を配列し，シークエンス（縦方向，垂直性）に回数などの時間的序列を示す。

　カリキュラム編成上の留意点を以下に示す。

・カリキュラムは対象者に合ったもので，具体性に富んだものであること。
・資料を活用し，科学的な統計データを取り入れる。
・連続した教育においては，内容に一貫性をもたせ，繰り返しの指導を適宜行う。
・教育内容はなるべく簡素化・単純化したもので，日常的に実践できる計画とする。
・教材，媒体は対象者の興味を引くものとする。

　④ **指導案の作成**　カリキュラムには，期間別カリキュラム（年間，月間，週間）や主題別カリキュラムなどがある。

　カリキュラムを具体的に計画することを，教育指導案（計画案）を作成するという。教育単位時間における指導案（時案）は，主題またはテーマ，テーマ設定理由，教育目標を設定して，教育内容，教材・媒体の利用と方法を計画し，評価も配置する。

　具体的教育内容の構成は，導入，展開，終結（まとめ）とする。導入では，本時の学習の目的などと内容を確認するものとする。展開では目的達成のための知識や技術を深める指導の流れとし，終結では，本時の学習ポイントの確認とまとめとする。指導時間については，個人指導で15〜60分程度，集団指導では60〜90分程度であるが，対象年齢などにより，時間調節が必要である。

　指導案の形式は各施設により一定ではなく，その施設および対象者により若干の違いがある。

〈**指導案の作成内容**〉

　① テーマ（主題，題目，単元）
　　教育計画全体の大目標を示す。

② テーマ設定理由

なぜこの教育が必要かを示す。

③ 教育目標

この教育を通して理解させたいことや意識，態度および技術などの養いたいことについて箇条書きなどで示す。

④ 教育内容計画

教育内容の構成と概要を示す。1回の教育の場合は「本時」とする。

⑤ 教育資料

教育時に必要な品を記述する（教材，媒体，実習材料など）。

⑥ 本時の指導過程

本時の教育目標が達成できるような指導の流れを設定する。構成は導入－展開－終結の3段階の構成手法とすることが望ましい。

導入：学習意欲を喚起する学習への動機づけとなる内容とする。具体的には学習内容や学習ポイントを明確にして，学習意欲を高める内容とする。

展開：目的が達成されやすい教育の流れとする。学ぶ順序の構成立てをする。教育がスムーズに展開できるように教育内容と時間配分，教材の提示を記す。対象者の主体的思考を促すための発問構成や対象者同士の話し合いなどの多様な教育方法を盛り込むことが大切である。

終結：学習内容を復習や，要点を確認するなどまとめの内容とする。

⑦ 検証

本時の教育目標がどの程度達成できたかを評価する。対象者に評価アンケートを配布するのもよい方法の一つである。栄養士側の評価反省も行う（**表5-1**）。

以下に栄養教育カリキュラム立案と指導案の形式の1例を示す（**図5-1, 5-2**）。

（4）栄養教育・指導の実施

栄養教育・指導の実施については，教育手順の Do にあたる。各施設や対象者の教育計画に基づき，管理栄養士・栄養士のみで単独による実施と管理栄養士・栄養士以

表5-1　評価項目の例

目的評価	技術評価
・目標や教育内容を納得して受け入れているか ・知識は理解できたか ・信念や態度は養えたか ・技術は習得できたか ・自発的に改善に取り組めているか ・実生活で継続的に実践できているか ・改善項目の目標値は達成できたか	・動機づけは十分行えたか ・対象者の意欲や自主性が引き出せたか ・教育内容は対象者の能力に合っていたか ・教育内容に誤りや落ちはなかったか ・教育時間や回数，間隔は適切であったか ・教育場所，設備は適切であったか ・話し方，教材や媒体の選択は適切であったか ・満足感，信頼感は得られたか

出典）高　早苗：栄養教育と計画，岸田典子他編，ウエルネス栄養教育・栄養指導論（第3版），p. 110，医歯薬出版（2005）

1. 指導日時・場所：
2. 指導者：
3. 対象者：
4. 題名：
5. 題名設定理由：
6. 指導目標：
7. 指導のねらい：
8. 指導時間：
9. 準備する物：
10. 指導過程：

	指導内容	時間	教育上の留意点	教材・資料
導入				
展開				
終結				

11. 評価：

図 5-1　栄養教育・指導案

外の他職種と連携し実施する場合がある。また個別教育と集団教育がある。共通の教育内容は集団教育として，特定の内容や具体的な詳しい内容は個別教育で対応することが望ましい。教育・指導はカリキュラムや指導案にそって実施するのがよい。また実施に際しては計画どおりに進むとは限らないので，対象者の状況や反応に十分注意して，時には軌道修正しながら進めるとよい。教育・指導実施中，実施後には必ず教育・指導記録をつけることが大事である。また場合によっては，写真やビデオなどの映像に収め記録とするのもよい。この記録は教育・指導の評価や次回の栄養教育計画立案に役立つ。

　栄養士は豊かな人間性と指導力が必要であり，ことば遣い，身なり服装，立ち居振る舞いなどに注意する。さらに聞き上手になり，対象者がリラックスして話せるような環境，温かい雰囲気をつくることが大切であり，個人情報は漏らさないように注意する。指導内容は対象者の知識や経験の程度により，合わせていく必要があるが，専門用語はやさしく，わかりやすいことばに置き換えて指導するのがよい。フードモデル，リーフレットなどの教材，媒体を有効活用する。

栄養教育・指導実施者：			
栄養教育・指導目標（ゴール）： 栄養教育・指導対象者氏名： スクリーニング・アセスメントでの問題点 　（問題点に優先順位をつける） 　　　　　1 　　　　　2 　　　　　3		中期目標	長期目標
短期目標			
計画			
実施			
モニタリング			
評価			
修正			

注）実施には，時間配分を入れる。

図 5-2　カリキュラム立案表

（5）栄養教育・指導の評価

　栄養教育・指導の評価（検証）は，栄養教育・指導マネジメントサイクルの check にあたる部分である。評価は設定した教育目標がどの程度達成されたのかを判定評価するものであり，モニタリングにより経時的変化を把握できるので，その評価は次回の計画（plan）のための資料として活用される。

1）評価の内容

・目的・目標達成度の評価：栄養状態の改善，知識の理解度，食行動や態度の変容，疾病の罹患率，死亡率，医療費など。

・教育する側に対する技術に関する評価：周知方法，時期・時刻，所要時間，場所，教育方法・内容，労力（スタッフ），教材・媒体，予算など。

2）評価の方法（表5-1）

・評価のための収集手段：各種測定記録値，食事調査などの記録値，面接，アンケート，知識テスト，ディスカッション，行動観察，自己評価表など。

・収集したデータの集計：収集した結果は数値化し，わかりやすく表示する。

・収集したデータの判定：教育・指導の前と後の比較（相対的比較）。基準値，標準値，対象群などと比較する（絶対的比較）。既存の関連資料と比較する。

（6）改　善

　モニタリングをしながら結果を評価して，必要があれば再栄養教育計画を策定し，教育・指導を実施する。対象者の栄養状態の改善や QOL の維持・向上がなされたならば，関係者で協議し栄養教育・指導を終了する。

2　ライフステージ別カリキュラムの立案

（1）妊娠・授乳期

1）妊娠・授乳期の特徴

・主には 20〜30 歳代の女性。

・妊娠期は，受精卵の着床から約 40 週後の新生児誕生まで。

・授乳期は，新生児誕生から母乳栄養完了まで。

・胎児の発育に必要な栄養成分は，すべて胎盤を通じて母体から供給される。

・妊娠期の母体の変化：胎盤，臍帯，卵膜等が新生する。

・分娩・授乳の準備：内分泌の変化，血液の増加，子宮の増大，栄養素の蓄積，乳腺の発達など。

・妊娠前の食習慣：自分本位の生活や食習慣（朝食欠食，外食・中食への依存，偏食，アルコール多飲，喫煙，不規則な生活時間，運動習慣が少ない，低体重など）が大きく影響する。

・妊娠・出産・授乳により，子どもや家族への食意識が向上する（食生活の見直し，望ましい食習慣の確立，家族の健康管理の配慮など）。

2）栄養教育・指導のポイント

・日本人の食事摂取基準にのっとり，特にたんぱく質，カルシウム，鉄，ビタミン類が不足しないよう注意する。

・喫煙・飲酒はやめる（流産，低出生体重児，奇形，異常分娩などの危険性）。

・メチル水銀（魚介類摂取頻度），ビタミンAの過剰摂取（サプリメントの摂取），葉酸の不足に注意する。

①　妊娠期

・つわり（妊娠悪阻）は妊娠初期に発現しやすく，個人差も大きい。症状としては，悪心・嘔吐・食欲不振などであるが，妊娠初期のエネルギー付加量（＋50 kcal/日）は多くはないので，冷たいものやさっぱりしたものなど食べやすいものを食べられるときに食べるとよい。ただ，空腹時に症状が出やすいので，すぐに食べられるものを準備しておく。

・貧血予防として，鉄・銅・たんぱく質・葉酸・ビタミンなどを十分にとる。
　妊娠貧血：ヘモグロビン濃度 11.0 g/dL 未満，ヘマトクリット値 33％未満。

・便秘予防のため，食物繊維を十分にとる。

・妊娠高血圧症候群予防のため，食塩の過剰摂取に注意する。
　妊娠高血圧症候群：妊娠 20 週以降分娩後 12 週までに高血圧がみられる場合，または高血圧にたんぱく尿を伴う場合のいずれかで，かつこれらの症状が単なる妊娠の偶発合併症によるものではないものをいう。

②　授乳期

・母体回復と母乳分泌促進のためのエネルギー付加量（＋350 kcal/日）がかなり多いが，濃厚な具だくさんの汁物などで，バランスのよい栄養摂取と十分な水分補給を心がける。

・授乳期間中に妊娠前の体重に戻す。産後の体重管理の良否が，その後の生活習慣病への移行に大きく影響する。

・母乳は乳児にとって大切な栄養源である。それと同時に免疫物質の給源でもあるので，できる限り与えるようにする。

・ストレス・疲労・睡眠不足は母乳分泌に大きく影響する。ストレス・不安感を避けるために，育児・家事の支援や健康状態・職場復帰に向けて，家族や周囲の環境づくりが必要である。

3）カリキュラムの立案

カリキュラム立案の例を図5-3に示す。

妊娠期 栄養教育・指導案

1 指導日時・場所 ： ○○○○年 ▽月 △△日 （□） ◎◎病院 産婦人科

2 指導者 ： 栄養士

3 対象者 ： ◎◎病院 産婦人科受診中の妊娠期女性とその家族

4 題名 ： 妊娠高血圧症候群の予防

5 設定理由 ： 発症頻度が全妊婦の7〜10%と比較的高く，重症化すると子癇や胎盤早期剥離など
重篤な状況に陥る可能性もあるため

6 指導目標 ： ①栄養摂取を見直す ②減塩食を心がける ③生活習慣を振り返る

7 指導時間 ： 60分

8 準備するもの ： パンフレット，パソコン（パワーポイント），プロジェクター，目標設定・記録票

9 指導過程

	指導内容	時間	教育上の留意点	教材・資料
導入	挨拶と自己紹介	10分	対象者から日常の生活状況と食生活の状況を確認する。	
	今回の学習内容の概要と進め方		妊娠高血圧症候群の症状を簡単に説明し，そのような症状を感じることがあるか確認する。	パンフレット パワーポイント
展開	栄養摂取を見直す	40分		
	①エネルギー摂取量		非妊時のBMIによる体重増加量，エネルギー摂取量について把握する。BMIの計算をする。	
	②たんぱく質摂取量		非妊時のBMIによるたんぱく質摂取量を把握する。	
	③動物性脂肪と糖質の摂取		動物性脂肪と糖質は制限する。動物性脂肪とは何か理解する。	パンフレット パワーポイント
	④ビタミンとミネラルの摂取		十分な摂取が必要。特にカルシウム，マグネシウムが高血圧予防に効果あり。	
	減塩食を心がける		6.5 g 未満/日に制限する。	
			日常生活での減塩の工夫について理解させる。	
	生活習慣を振り返る		安静にする，ストレスを避ける，軽い運動をする，規則正しい生活をする など。	
まとめ	今回のまとめ	10分	栄養の適正量，減塩の方法，正しい生活習慣などを理解できたか確認する。次回までの日常生活で習慣づける目標を設定する。	パンフレット 目標設定・記録票
	次回の案内		次回までに目標について記録をつけ，次回以降の評価につなげる。	

図5-3 妊娠期の栄養教育・指導案（例）

（2）乳幼児期

1）乳幼児期の特徴

① 乳児期

・出生から満1歳までを乳児といい，そのうち生後4週までを新生児という。

・成長・発育の著しい時期であり，1年で身長は1.5倍，体重は3倍になる。体重あたりの栄養要求量が高い。

・そしゃく力，消化・吸収能力は未熟で，授乳期と離乳期に分けられる。

・個人差が大きいので，個別対応が必要である。

② 幼児期

・幼児期は，満 1 歳〜小学校入学まで。

・乳児期に次いで成長・発育の顕著な時期であり，特に身長の伸びが著しい。

・自分で食事ができるようになる。食具が使えるようになり，2 歳でスプーン・フォーク，3 歳ではし・コップなどが使えるようになる。

・乳歯が生えそろい，そしゃく力もつき，消化・吸収能力も向上する。

・運動機能も発達し，動きが活発になるので，脱水症状を起こさないように，十分な水分補給が必要である。

・抵抗力が弱いので，衛生面には配慮する。

2）栄養教育・指導のポイント

① 乳汁栄養

・母乳栄養の推進：母乳は乳児の消化・吸収・代謝には最適で，内臓への負担も少ない。また，アレルギーも起こりにくい。母親にとっては，母乳を与えることで母体の回復を促す。

・初乳は，免疫物質を多く含むため，感染症予防のためには必須である。

・混合栄養は，母乳の不足分を育児用ミルクで補う方法をいう。

・母親が就業している場合は，冷凍母乳を活用するとよい。

・母親に疾病があるときは，授乳をやめ，人工乳栄養とする。

・人工乳は育児用ミルクを用い，月齢に関係なく単一処方（一定の濃度で調乳すること）とし，量で調整する。哺乳瓶の衛生，スキンシップなどに気をつける。原則として，自律授乳（乳児の欲するときに欲しがるだけ与える）とする。

② 離乳食

・乳汁のみでは，急激な乳児の成長・発育に必要なエネルギーおよび栄養素を十分に供給できない。

・鉄は，もともと乳汁中の含有量が非常に少なく，生後数か月間は体内貯蔵分で補っているが，その後次第に不足してくる。

・母乳分泌量自体が，徐々に減少してくる。

・消化機能や精神機能の発達には，そしゃくによる刺激が必要であり，またあごや舌の運動も発達する。

・味覚の形成・発達は，幅広い食体験によって促進する。

・母体にとって，長期授乳は好ましくない。

・離乳食の進め方は，「授乳・離乳の支援ガイド」（2019 年）を目安とする（**図 5 - 4**）。

③ 乳幼児期の問題点

・食物アレルギー：乳幼児期は消化・吸収能力が未発達のため，食物アレルギーが発現しやすいが，加齢とともに漸減する。

・主要原因食物は，鶏卵，牛乳，小麦の割合が高いが，小学校入学前までに治るこ

	離乳の開始 ➡ 離乳の完了			
	以下に示す事項は，あくまでも目安であり，子どもの食欲や成長・発達の状況に応じて調整する。			
	離乳初期 生後5～6か月頃	離乳中期 生後7～8か月頃	離乳後期 生後9～11か月頃	離乳完了期 生後12～18か月頃
食べ方の目安	○子どもの様子をみながら1日1回1さじずつ始める。 ○母乳や育児用ミルクは飲みたいだけ与える。	○1日2回食で食事のリズムをつけていく。 ○いろいろな味や舌ざわりを楽しめるように食品の種類を増やしていく。	○食事リズムを大切に，1日3回食に進めていく。 ○共食を通じて食の楽しい体験を積み重ねる。	○1日3回の食事リズムを大切に，生活リズムを整える。 ○手づかみ食べにより，自分で食べる楽しみを増やす。
調理形態	なめらかにすりつぶした状態	舌でつぶせる固さ	歯ぐきでつぶせる固さ	歯ぐきで噛める固さ
1回当たりの目安量				
Ⅰ 穀類（g）	つぶしがゆから始める。 すりつぶした野菜等も試してみる。 慣れてきたら，つぶした豆腐・白身魚・卵黄等を試してみる。	全がゆ 50～80	全がゆ 90～軟飯80	軟飯90～ ご飯80
Ⅱ 野菜・果物（g）		20～30	30～40	40～50
Ⅲ 魚（g）		10～15	15	15～20
又は肉（g）		10～15	15	15～20
又は豆腐（g）		30～40	45	50～55
又は卵（g）		卵黄1～ 全卵1/3	全卵 1/2	全卵1/2～ 2/3
又は乳製品（g）		50～70	80	100
歯の萌出の目安		乳歯が生え始める。	1歳前後で前歯が8本生えそろう。	
				離乳完了期の後半頃に奥歯（第一乳臼歯）が生え始める。
摂食機能の目安	口を閉じて取り込みや飲み込みが出来るようになる。 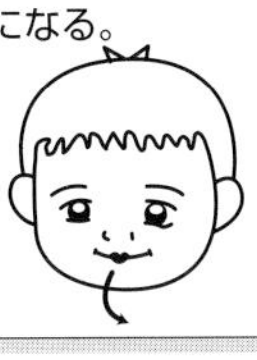	舌と上あごで潰していくことが出来るようになる。 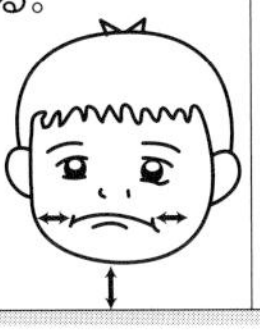	歯ぐきで潰すことが出来るようになる。 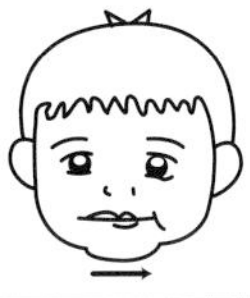	歯を使うようになる。

※衛生面に十分に配慮して食べやすく調理したものを与える

図5-4　離乳の進め方の目安

出典）厚生労働省：授乳・離乳の支援ガイド（2019）

とが多い。

・食物アレルギーへの対応は，必ず医師の診断に基づいて進める。

・偏食：初めて食べる食品，慣れていない食べ物は苦手。また，食べ物のにおいや

食感による好き嫌いが生じやすく，味については苦味，酸味，辛味は好まない。家族や身近な大人の言動や態度に影響を受けやすい。

・欠食：幼児の朝食欠食は，保護者の生活時間の影響により，夜型行動パターンが原因となっている。

・こ食：孤食（一人で食べる），子食（子どもだけで食べる），個食（食事内容が家族でバラバラ）など。食への興味・関心が沸かず，栄養状態にも大きく影響する。

・食欲不振：原因としては，食事と食事の間隔が短い，十分に身体を動かしていない，寝不足などがあげられる。特に，間食をとる時間や内容が夕食へ大きく影響する。食事の配分は，朝食20～30%，昼食および夕食25～30%，間食10～15%とし，間食と食事の時間は2時間以上空くように設定する。

・虫歯（う歯）：生えたばかりの歯は虫歯になりやすく，食後の歯磨き習慣の確立がもっとも重要であるが，食品についても，ショ糖含有量の高い食品や粘着力の強い食品，細菌の酸産生能の高い食品は注意する必要がある。

・かむ力：軟食を好み，野菜やかたいものを食べないでいると，あごの発達不全，

幼児期　栄養教育・指導案

1　指導日時・場所　：　○○○○年　▽月　△△日（□）　◎◎保育園

2　指導者　：　栄養士

3　対象者　：　◎◎保育園3歳児クラスの園児

4　題名　：　好き嫌いなく食べよう

5　設定理由　：　様々な食品が食べられるようになった中で，好き嫌いも生じてくる頃のため，食品ごとに大事な役割があることを教えるため。

6　指導目標　：　①好き嫌いをなくそう　②野菜の大切さを知ろう　③残さず食べよう

7　指導時間　：　20分

8　準備するもの　：　エプロンシアター，紙芝居，家庭配布用プリント

9　指導過程

	指導内容	時　間	教育上の留意点	教材・資料
導入	今回の学習内容の概要と進め方	5分	エプロンシアターのキャラクターで興味を持たせる。	エプロンシアター
導入	好きなもの，嫌いなものの確認		エプロンシアターを使っていろいろな食品についての好き嫌いを確認。	
展開	野菜の不思議	10分	野菜嫌いな子どもと，何でも好き嫌いなく食べる子どもの生活の様子を紙芝居で見せる。	紙芝居
展開	①2人の子どもの食事の様子		野菜嫌いで残してしまう子どもと，何でも食べる子ども。	
展開	②2人の子どもの生活と体調		すぐに疲れてしまったり体調を崩ししまう子どもと，いつも元気いっぱいの子ども。	
展開	③野菜について		残してしまった野菜について紹介し，その働きを伝える。	
展開	④残さず食べる		野菜だけでなく，何でも残さず食べることを伝える。	
まとめ	今回のまとめ	5分	野菜の働きについて，残さず食べることの大切さをクイズで確認する。	エプロンシアター家庭へのプリント
まとめ	各家庭への案内		保育園でも家庭でも，好き嫌いせず，何でも残さず食べるようにチェックする。	

図5-5　幼児期の栄養教育・指導案（例）

歯並び不良により，そしゃく力が育たない。

・乳幼児肥満：肥満の判定にはカウプ指数を用いる。乳幼児肥満が進行すると思春期肥満，成人肥満に移行すると示唆されているので，身長と体重を定期的にチェックしておく。

3）カリキュラムの立案

カリキュラム立案の例を**図5-5**に示す。

（3）学童期

1）学童期の特徴

・小学校児童（満6～11歳）をいう。

・身長や体重が急速に増加する時期で，特に男子では11～12歳ごろ，女子では9～11歳ごろの発育が顕著である。男女の性別差も現れてくる。

・自己による意思決定，社会性の広がり，家庭中心の生活から学校生活中心に変化する。

・食生活においても，保護者への食依存から，自己の嗜好に基づく食選びに変化する。

2）栄養教育・指導のポイント

・欠食：朝食欠食は，脳のエネルギー源である血糖値が低くなり，勉学意欲が衰える。空腹感と脱力感が生じ，身体の動きも鈍くなる。欠食により栄養バランスが悪く，脂質・糖質に偏り，カルシウム・鉄・ビタミン類は不足しがちになる。欠食の理由としては，家族の影響（家族全員が欠食，親が食事を準備してくれないなど），寝不足により朝食を食べる時間がないなど。また，女子ではやせ志向によるダイエットもあげられる。

〈対策〉・朝食の大切さを教える　　・朝食でとりたい栄養素・食品を教える
　　　　・孤食は避け，家族みんなで食べる　　・早寝，早起きする

・骨折：原因として，運動不足（外遊びの減少）による筋力の低下，カルシウム不足，リンの過剰摂取（清涼飲料水・加工食品の多飲・多食）など。

〈対策〉・運動により筋力をつけ，骨形成を刺激する（外遊びを増やす）。
　　　　・カルシウムを多く含む食品（乳製品，小魚，海藻類など）を摂取する。
　　　　・清涼飲料水，加工食品を控える。

・肥満：学童期肥満はエネルギーの過剰摂取による単純性肥満がほとんどである。ただし，学童期肥満は放置すると，成人肥満を招き，生活習慣病へと移行しがちであるので注意が必要である。

〈対策〉・運動療法（運動習慣をつけることと，日ごろの身体活動レベルを高める外遊びや家事手伝いを積極的に増やすこと）
　　　　・食事療法（成長期であるため，成長を阻害しないよう，たんぱく質・ビタミン・ミネラルは十分に摂取し，糖質・脂質を適量にして体重をコン

トロールする）

・やせ志向：肥満傾向は男子に多いのが特徴であるが，やせ志向は女子に多い。特に小学生高学年以降の10～20代女性に異常なやせ願望をもつ者が多い。

〈対策〉　やせ志向が間違った体型認識でないかを確認し，間違っている場合にはその認識を改める栄養教育が必要である。成長を阻害しないよう，早い対応が必要である。

3）カリキュラムの立案

・学校給食における栄養教育：学校給食の目標（学校給食法第2条），学習指導要領に基づき，計画・実行する。

・食に関する個別指導：偏食改善指導，肥満解消・予防指導，やせ志向者の意識改善，正しい食習慣・生活習慣指導，食物アレルギー指導，スポーツと栄養の関係指導など。

（4）思春期

1）思春期の特徴

・中学生から成人するまで（主に，12・13歳ごろ～17・18歳ごろまでをいうことが多い）。男女差がより顕著となる。

・心と身体の両面の発育に重要な時期：自我の確立，自己意識の明確化。

・食生活：生涯中でもっとも多くの栄養量が必要な時期。自己決定による食行動が確立する。

・生活面の変化（進学，就職など）による影響が大きい。

2）栄養教育・指導のポイント

・欠食：朝食欠食が学童期よりも増加する。体力的に充実した時期で無理がきくため，不規則な生活を送りがちとなり，夜更かし・朝寝坊が原因の朝食欠食が目立つ。よりよい生活習慣を指導し，三食しっかり食べることの意識づけが必要である。

・貧血・ダイエット：若い女性のやせ志向による極端なダイエット（過度の減食・欠食・偏食）が成長期の身体にもたらす影響は大きい。過度な体重減少から貧血（特に鉄欠乏性貧血）や生理不順，無月経などが起こり，思春期やせ症や神経性食欲不振症へとつながる。

・肥満：若い男性に増加傾向であり，栄養バランスの偏り（特に脂質や糖質に偏ったメニューの摂取でエネルギー過多）による肥満が認められる。将来，生活習慣病にならないために若いうちからの栄養教育・指導（特に外食・中食での食事指導）および運動指導が必要である。

3）カリキュラムの立案

・自分の健康は自分でつくり，自分で守る：自己の食習慣が確立する時期なので，正しい食生活をしっかりと身につける必要がある。

（5）成人期

1）成人期の特徴（20～65 歳ごろまで）

①　20～30 代

・心身ともに充実している時期。

・生活面の変化（就職，結婚，出産など）による影響が大きい。

②　40～65 歳

・社会的，家庭的，経済的に充実している時期。

・身体の諸器官の機能が減退する。

・生活習慣病の発症率が高くなり，発症すると慢性化しやすい。

2）栄養教育・指導のポイント

①　20～30 代

・忙しさから生活時間が乱れがちになる。

・健康への自信から無理な生活を送り過労になる。

・仕事や社会的な重責による精神的ストレスが増加する。

・運動不足。

・食生活の問題：不規則な食事時間，欠食，外食の増加，飲酒・喫煙。

・肥満：エネルギー過多，運動不足が原因の単純性肥満が多い。将来的にメタボ
　リックシンドローム，生活習慣病の危険因子となる。

・やせ：思春期から続く若い女性のやせ志向によるもの。異常なやせ状態が続く
　と，妊娠・出産・子育てにも影響を及ぼす。

②　40～65 歳

・健康の自己管理能力をつける。

・生活習慣病予防：栄養・運動・休養の再認識を図る。

・肥満：成人期前半に引き続き，単純性肥満から生活習慣病への移行に注意が必要
　である。

・食塩摂取：加齢とともに味覚の閾値が変化し，味に対して鈍感になるため，濃い
　味つけを好むようになる。食塩摂取は血圧に影響するため，積極的な減塩の工夫
　が必要である。

・骨粗しょう症：加齢とともに，骨密度が低下し，骨折リスクが高まる。特に女性
　は，骨形成に関与する女性ホルモンのエストロゲン分泌が閉経により著しく減少
　するため，骨粗しょう症が急増する。

3）カリキュラムの立案

・生活習慣病予防のための食生活：バランスのよい食事，減塩の工夫，適度な運
　動，休養など。

（6）高齢期

1）高齢期の特徴

- 身体の各器官の機能が低下する：老化現象（基礎代謝低下，心肺機能低下，消化液分泌機能低下，消化管運動機能低下，そしゃく力低下）。
- 体重の減少。
- 病気に対する抵抗力が低下する。
- 適応力・コミュニケーション力が衰える。

2）栄養教育・指導のポイント

- 食欲減退：身体的，社会心理的，経済的要因。
- そしゃく力の低下。
- 嚥下障害：誤嚥防止のための食事の工夫。
- 五感（味覚，嗅覚，聴覚，視覚，触覚）の機能低下。
- 代謝機能の低下。

高齢期　栄養教育・指導案

1　指導日時・場所 ： ○○○○年　▽月　△△日（□）　◎◎地区センター

2　指導者 ： 栄養士

3　対象者 ： ◎◎地区の65歳以上の方

4　題名 ： 低栄養予防のための食生活

5　設定理由 ： 身体的，心理的等の理由から食欲が減退し，食事量が減ることで，栄養バランスが崩れ，様々な疾患の誘因となるため。

6　指導目標 ： ①欠食はしない　②動物性たんぱく質を摂ろう　③牛乳・乳製品を摂ろう

7　指導時間 ： 60分

8　準備するもの ： パンフレット，パソコン（パワーポイント），プロジェクター，目標設定・記録票

9　指導過程

	指導内容	時　間	教育上の留意点	教材・資料
導入	挨拶と自己紹介	10分	対象者から日常の生活状況と食生活の状況を確認する。	
	今回の学習内容の概要と進め方		低栄養の危険性を簡単に説明し，自分の食生活を振り返る。	パンフレット パワーポイント
展開	食生活を見直す	40分		
	①3食しっかり食べているか		欠食せず，3食しっかり食べることで，栄養バランスが良くなることを理解させる。	パンフレット パワーポイント
	②動物性たんぱく質の摂取		加齢とともにあっさりした食事を好むようになり，動物性食品の摂取が減少するが，食事量が減ってもたんぱく質量は減らさないことが重要。	
	③牛乳・乳製品の摂取		骨折が原因で，寝たきりになることが多いので，骨粗しょう症予防のためにカルシウムの摂取が重要。	
まとめ	今回のまとめ	10分	「高齢者のための食生活指針」や「低栄養を予防し老化を遅らせるための食生活指針」を資料として確認し，目標を設定する。	パンフレット 目標設定・記録票
	次回の案内		次回までに目標について記録をつけ，次回以降の評価につなげる。	

図5-6　高齢期の栄養教育・指導案（例）

・運動不足。

・骨粗しょう症の増加。

3）カリキュラムの立案

カリキュラム立案の例を**図5-6**に示す。

（7）障害者

1）障害者の特徴

・身体障害，知的障害，精神障害の3つに大別される。

・障害の種類はさまざま（肢体不自由，視覚障害，聴覚障害，平衡機能障害，音声機能障害，言語機能障害，心臓機能障害，呼吸器機能障害など）。

・継続的に日常生活または社会生活に相当な制限を受ける者。

2）栄養教育・指導のポイント

・障害の内容や程度には個人差があるので，個人に合った適切な栄養教育・指導や訓練が必要。

・自立した食生活が営めるよう支援する：加工・冷凍食品の活用，使いやすい調理器具（残存する機能を有効活用できる）の選択。

・そしゃく・嚥下：自助食器・自助用具の活用，身体状況に見合った料理形態（流動食，ミキサー食，ゼリー食，ソフト食，粥食，とろみ食，きざみ食など），食欲が減退しないようなメニュー・彩り・温度などにする。

・嚥下しやすいテクスチャー：ゼリー状，プリン状，ピューレ状，ネクター状，寄せものなど。

・誤嚥しやすい食物形態：液体状のもの（水，お茶，ジュース，汁物），繊維状のもの（ごぼう，たけのこ，もやし），スポンジ状のもの（食パン，カステラ，凍り豆腐），かまぼこ状のもの（かまぼこ，ちくわ），酸味のあるもの（酢の物，梅干し，柑橘系ジュース），口腔内に付着しやすいもの（のり，わかめ，葉菜類），のどに詰まりやすいもの（豆類，ごま，らっかせい）。

・嚥下しやすくするために，増粘剤を利用する。

・便秘（薬の影響）の予防：排便習慣，身体を動かす，腹部のマッサージなど。食事療法としては，食物繊維を多く含む食品（野菜，海藻，きのこ，いも，豆類）の摂取，また，冷水や牛乳，脂質（バター，マヨネーズ）や糖質（果物，水あめ）なども排便を促す作用がある。

・水分摂取：脱水症が起きないよう十分な摂取を心がける。

3）カリキュラムの立案

カリキュラム立案の例を**図5-7**に示す。

障害者　栄養教育・指導案

1　指導日時・場所　：　○○○○年　▽月　△△日（□）　◎◎地区センター

2　指導者　：　栄養士

3　対象者　：　◎◎地区の嚥下障害のある方とその介護者・家族

4　題名　：　嚥下障害のための食事

5　設定理由　：　嚥下障害は，日常の食生活に直接的に関与し，個々人の状況に合わせて実施しないと，
　　　　　　　　　誤嚥により生命に影響することもあるため。

6　指導目標　：　①現在の食事での問題を把握する　②嚥下障害の状況に応じた食事
　　　　　　　　　③自助食器・自助具の活用

7　指導時間　：　60分

8　準備するもの　：　パンフレット，パソコン（パワーポイント），プロジェクター，自助食器・自助具

9　指導過程

	指導内容	時間	教育上の留意点	教材・資料
導入	挨拶と自己紹介	10分	対象者から日常の生活状況と食生活の状況を確認する。	パンフレットパワーポイント
	今回の学習内容の概要と進め方		嚥下障害の危険性を簡単に説明し，現在の食生活を振り返る。	
展開	食生活を見直す	40分		
	①現在の食事での問題点		食事での問題点と改善点を見出す。料理形態，メニュー，温度などが適した状態かを確認する。	パンフレットパワーポイント
	②嚥下障害の状況に応じた食事		状況に応じた食物形態，テクスチャーを理解し，調理の工夫にて実践できるようにする。	
	③自助食器・自助具の活用		状況に応じた使いやすい調理器具・自助食器・自助具を知り，適宜使用することで，食生活の自立を図る。	
	介助者・家族の介助		対象者の自立を妨げない介助と生活の質を落とさない支援について理解する。	
まとめ	今回のまとめ	10分	「高齢者のための食生活指針」や「低栄養を予防し老化を遅らせるための食生活指針」を資料として確認し，目標を設定する。	パンフレット目標設定・記録票
	次回の案内		次回までに目標について記録をつけ，次回以降の評価につなげる。	

図5-7　障害者の栄養教育・指導案（例）

（8）傷病者

1）傷病者の特徴

・患者の多くは栄養不良状態で入院し，栄養状態を改善させることで治療が進められるため，栄養不良状態をいち早く発見し，適切な栄養ケアを施す必要がある。

・傷病の影響で，心理・精神的にも気力が低下し，感情の起伏が激しいこともあることを理解する。

2）栄養教育・指導のポイント

・栄養士は，栄養サポートチーム（NST）の一員として，ほかのメディカルスタッフと連携し，より高い治療効果が得られるよう支援していく。

・栄養アセスメント→主治医と協議→医師からの指示箋に基づいた献立作成→患者に食事提供→残食チェック・食事満足度の確認→臨床検査データによる評価。

・患者の状況，傷病の種類により，栄養必要量・栄養法の選択・食事の分類などは

個別対応となる。

3）カリキュラムの立案
・疾患別食事療法

（9）スポーツ選手
1）スポーツ選手の特徴
・スポーツの種類によって特性が異なる。有酸素系と無酸素系に大別される。
・有酸素系：身体に貯蔵されている脂肪とグリコーゲンの燃焼によりエネルギーを供給する。持続時間が長いほど脂肪による供給割合が高い。
・無酸素系：瞬発的に大きな力を出す運動では非乳酸性，1分以上全力を持続させる運動では乳酸性のエネルギー供給が加わる。

2）栄養教育・指導のポイント
・スポーツ選手にとっての食事は，運動によって消費されるエネルギーの補充だけでなく，基礎体力をつけ，身体をつくり，体調や精神を整え，競技技術を向上させることで，勝敗に直結する大事な要因である。
・競技によって，摂取すべきエネルギー量，栄養素量などは異なるが，それだけでなく，時期や目的によってもその内容は変化する。

① **オンシーズン：試合期**
・試合直前：糖質の高い食品中心（グリコーゲンローディング）にして，グリコーゲンを肝臓や筋肉に蓄える。
・糖質代謝に必要なビタミン，疲労回復に必要なミネラルも十分に摂取する。

② **オフシーズン：休養期**
・運動量が減るので，エネルギー量を減らす。
・筋肉，骨，血液の維持に必要なたんぱく質，ミネラル，ビタミンは十分に摂取する。

③ **トレーニング期**
・競技に適した身体づくりを行うための栄養，運動を実施する。
・体重のコントロールは競技によって，増量，維持・減量と大きく分かれる。
✓体重増量：除脂肪量（筋肉・骨・血液）を増加する。
✓体重維持・減量：脂肪の減少で体重を落とす。除脂肪量は維持させる。

（10）特定健康診査・特定保健指導
1）特定健康診査・特定保健指導の特徴
・2008（平成20）年4月から開始された。
・特定健康診査：メタボリックシンドローム（内臓脂肪症候群）に着目した健診で，医療保険者（国保・被用者保険）が40〜74歳までの加入者（被保険者・被扶養者）を対象として実施する（**表5-2**）。
・特定保健指導：特定健康診査の結果から，生活習慣病の発症リスクが高い人に対

表 5-2　基本的な健診の項目

項　目	備　考
既往歴の調査	服薬歴及び喫煙習慣の状況に係る調査（質問票）を含む
自覚症状及び他覚症状の有無の検査	理学的検査（身体診察）
身長，体重及び腹囲の検査	腹囲の測定は，厚生労働大臣が定める基準（BMI が 20 未満の者，もしくは BMI が 22 kg/m^2 未満で自ら腹囲を測定し，その値を申告した者）に基づき，医師が必要でないと認める時は，省略可 腹囲の測定に代えて，内臓脂肪面積の測定でも可
BMI の測定	BMI= 体重（kg）÷身長（m）の 2 乗
血圧の測定	
肝機能検査	血清グルタミックオキサロアセチックトランスアミナーゼ（GOT（AST）） 血清グルタミックピルビックトランスアミナーゼ（GPT（ALT）） ガンマ-グルタミルトランスペプチダーゼ（γ-GTP）
血中脂質検査	血清トリグリセライド（中性脂肪）の量 高比重リポ蛋白コレステロール（HDL コレステロール）の量 低比重リポ蛋白コレステロール（LDL コレステロール）の量 中性脂肪が 400 mg/dL 以上又は食後採血の場合，LDL コレステロールに代えて，Non-HDL コレステロールの測定でも可
血糖検査	空腹時血糖又はヘモグロビン A1c（HbA1c），やむを得ない場合は随時血糖
尿検査	尿中の糖及び蛋白の有無

出典）厚生労働省：特定健康診査・特定保健指導の円滑な実施に向けた手引き（第 3.1 版）（2020）

腹　囲	追加リスク				対　象	
	①血糖 空腹時血糖 100 mg/dL 以上 または， HbA1 c 5.6%以上 （NGSP 値）	②脂質 中性脂肪 （空腹時） 150 mg/dL 以上 または， HDL-コレ ステロール 40 mg/dL 未満	③血圧 収縮期血圧 130 mmHg 以上 または， 拡張期血圧 85 mmHg 以上	④喫煙歴	40〜64 歳	65〜74 歳
男性：85 cm 以上 女性：90 cm 以上	上記 2 つ以上該当			考慮なし	積極的支援	
	上記 1 つ該当			あり		
				なし	動機付け支援	
男女ともに BMI：25 以上 腹囲は上記以外	上記 3 つ該当			考慮なし	積極的支援	
	上記 2 つ該当			あり		
				なし	動機付け支援	
	上記 1 つ該当			考慮なし		

図 5-8　特定保健指導の対象者（階層化）

出典）厚生労働省：特定健康診査・特定保健指導の円滑な実施に向けた手引き（第 3.1 版）（2020）

して，生活習慣を見直すサポートを実施する。リスクの程度に応じて，「動機付け支援」と「積極的支援」がある（**図5-8**）。

2）特定保健指導のポイント

① 動機付け支援

・支援期間・頻度：面接による支援は原則1回のみである。

・支援内容および支援形態：対象者本人が，生活習慣の改善点，伸ばすべき行動等に気づき，自ら目標を設定（行動計画作成）し，行動に移す。初回面接時（行動計画作成）から3か月経過後に実績評価を行う。

・面接による支援の具体的内容：個別支援は1人あたり20分以上，グループ支援（1グループ8名以下）は1グループあたり80分以上（**表5-3**）。

・実績評価：面接または通信（電話・電子メール・FAX・手紙等）。通信等を利用する場合にも一方的ではなく，双方向のやりとりを行う。

② 積極的支援

・支援期間・頻度：初回時に面接による支援，その後3か月以上の継続的な支援を行う。

表5-3　特定保健指導の実施方法（動機付け支援）

○生活習慣と特定健康診査の結果との関係を理解する，生活習慣を振り返る，メタボリックシンドロームや生活習慣病に関する知識の習得する，それらが動機付け支援対象者本人の生活に及ぼす影響の認識等から，生活習慣の改善の必要性について説明する。
○生活習慣を改善する場合の利点及び改善しない場合の不利益について説明する。
○食事，運動等，生活習慣の改善に必要な事項について実践的な指導をする。
○動機付け支援対象者の行動目標や実績評価の時期の設定について支援するとともに，生活習慣を改善するために必要な社会資源を紹介し，有効に活用できるように支援する。
○体重及び腹囲の計測方法について説明する。
○動機付け支援対象者に対する面接による指導の下に，行動目標及び行動計画を作成する。

出典）厚生労働省：特定健康診査・特定保健指導の円滑な実施に向けた手引き」（第3.1版）（2020）

表5-4　特定保健指導の実施方法　（積極的支援）

○積極的支援対象者が，自らの健康状態，生活習慣の改善すべき点等を自覚し，生活習慣の改善に向けた自主的な取組を継続して行うことができる内容とする。
○特定健康診査の結果及び食習慣，運動習慣，喫煙習慣，休養習慣その他の生活習慣の状況に関する調査の結果を踏まえ，積極的支援対象者の生活習慣や行動の変化（以下「行動変容」という。）の状況を把握し，当該年度及び過去の特定健康診査の結果等を踏まえ，積極的支援対象者が自らの身体状況の変化を理解できるよう促す。
○積極的支援対象者の健康に関する考え方を受け止め，積極的支援対象者が考える将来の生活像を明確にした上で，行動変容の必要性を実感できるような働きかけを行い，具体的に実践可能な行動目標を積極的支援対象者が選択できるよう支援する。
○積極的支援対象者が具体的に実践可能な行動目標について，優先順位を付けながら，積極的支援対象者と一緒に考え，積極的支援対象者自身が選択できるよう支援する。
○医師，保健師又は管理栄養士は，積極的支援対象者が行動目標を達成するために必要な特定保健指導支援計画を作成し，積極的支援対象者の生活習慣や行動の変化の状況の把握及びその評価，当該評価に基づいた特定保健指導支援計画の変更等を行う。
○特定保健指導実施者は，積極的支援対象者が行動を継続できるように定期的に支援する。
○積極的支援を終了する時には，積極的支援対象者が生活習慣の改善が図られた後の行動を継続するよう意識付けを行う必要がある。

出典）厚生労働省：特定健康診査・特定保健指導の円滑な実施に向けた手引き」（第3.1版）（2020）

・支援内容および支援形態：面接による支援および行動計画の進捗状況に関する評価（中間評価）および実績評価を，初回面接時（行動計画作成日）から 3 か月経過後に行う。

・具体的な内容を**表 5－4**に示す。

・初回面接による支援：個別支援は 1 人あたり 20 分以上，グループ支援（1 グループ 8 名以下）は 1 グループあたり 80 分以上。

・3 か月以上の継続的な支援の具体的内容：ポイント制に基づき，支援 A のみで 180 ポイント以上，または支援 A（最低 160 ポイント以上）と支援 B のポイント合計が 180 ポイント以上の支援を実施する。

・実績評価：面接または通信（電話・電子メール・FAX・手紙等）。通信等を利用する場合にも一方的ではなく，双方向のやりとりを行う。また，継続的な支援の最終回と一体として実施してもよい。

3）カリキュラムの立案

カリキュラム立案の例を**表 5－5**，**5－6**に示す。

表 5－5　動機付け支援の例

支援の方法	時　期	内　　容	備　考
初回面接	指導開始	・健診結果の説明 ・生活習慣の振り返り ・腹囲，体重，血圧測定 ・行動目標・計画の作成 ・運動教室のすすめ ・禁煙のすすめ	面　接
評　価	3 か月後	・腹囲，体重，血圧測定 ・生活習慣への支援 ・行動目標・計画の達成度の確認	面接またはアンケート

表 5－6　積極的支援の例

支援の方法	時　期	内　　容	備　考
初回面接	指導開始	・健診結果の説明 ・生活習慣の振り返り ・腹囲，体重，血圧測定 ・行動目標・計画の作成 ・運動教室のすすめ ・禁煙のすすめ	面　接
継続的な支援	2 週間後	・行動計画の実施状況の確認	電　話
	1 か月後	・腹囲，体重，血圧測定 ・行動目標・計画の見直し ・食事調査・栄養分析	面　接
	2 か月後	・行動計画の実施状況の確認	電　話
評　価	3 か月後	・腹囲，体重，血圧測定 ・生活習慣への支援 ・行動目標・計画の達成度の確認	面　接

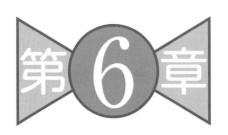

栄養教育・指導の教材・媒体

栄養教育・指導の効果を高めるためには，一人ひとり異なる対象者の特徴を十分考慮したうえで，対象者に合った適切な栄養教育・指導の方法を選択し，理解度を高めるための教材・媒体を選択し，活用することが大変重要になってくる。

そこで，本章では，栄養教育・指導の方法の種類と特徴，使用教材・媒体の種類と活用法について解説する。

1 栄養教育・指導の方法

栄養教育・指導をより効果的に進めていくためには，栄養教育・指導の目標（目的），内容および対象者の特性に即して，最適な教育・指導方法を選択することが重要となる。

栄養教育・指導の方法にはその形態，教材・媒体の用い方，場所（広さ，設備），展開の仕方などがあげられる。

（1）学習（教育・指導）形態

学習の対象を人数によって分類すると，個別教育と集団教育（一斉学習・グループ学習）に分けることができる。それぞれの特徴，長所，短所を十分把握し，目標に合わせて上手に組み合わせていくとよい。

1）個別教育

特定の個人を対象に面接形式で継続的に行う。その人を取り巻く食環境を，社会的・経済的・文化的・心理的要因など多方面からきめ細やかな情報を集め，十分に把握し，問題点を的確にとらえる。教育計画は個人に即したものとし，自主性や個人特性を尊重しながら方向づけていくのが望ましい。対象者に合った内容，方法が実践できるよう工夫することが大切である。また，カウンセリングの技法を活用し，問題解決のための動機づけと，具体的な改善行動を促し，目標が達成されるまで反復して行う。効果的な栄養教育・指導を行うためには，個別の栄養教育・指導がきわめて重要である。

一対一で行うため時間と労力がかかり，能率は上がらないが，個人に合った，きめ細かな具体的な教育・指導ができる利点がある。栄養士は，知識・技術はもちろんのこと，豊かな人間性が必要であり，対象者に好感をもたれ，信頼されるよう誠意をもって接することが大切である。

個別教育の指導効果を高めるために，集団教育と組み合わせて行う，また家族同伴で面接を実施することは，行動変容に効果的である。

① 栄養士の心構え

・面接場所は明るく，リラックスして話しやすい温かい雰囲気をつくる。

・何よりも信頼される態度であること。これは，実力・経験・人格などの反映によるものだが，まずは，ことば遣い，身なり服装，立ち居振る舞いなどに気をつける。

・対象者の実情を十分に知るために，栄養士は聞き上手になり，相手の現状，要求など諸般の事情を十分に話させる。

・対象者の知識・経験の度合い・理解度に合わせ，ことば遣いや内容の程度をわかりやすく工夫する。

・行った指導を，対象者がどのように受けとめたのか，確認しながら，根気強く繰り返し指導を行う。

・教育媒体（フードモデル・リーフレットなど）を有効に活用する。

・指導内容については面接カード(相談票・カルテ)を作成記録し，保存しておく。

② 個別教育の具体例　保健所・病院などにおける栄養相談（糖尿病・高血圧などの食事指導，離乳食指導），また入院患者の病棟訪問指導や在宅患者の巡回指導などがある。

2）集団教育

年齢や性別また，問題点や関心事など共通性をもつグループを対象に教育・指導を行うもので，その共通する目標が何かを十分に把握することが大切である。多数の人に同時に指導ができ，また，グループ内のコミュニケーションによる集団力学（グループダイナミックス）により互いに影響し合い，行動変容の効果も期待できるなど，能率的・経済的である。

その反面，一方的な押しつけ型になりやすく，対象者は一人ひとり食生活状況や理解力，知識度が異なるので，それぞれの要求に応じた指導は難しい。そのため，どういう集団をつくり，どのように指導していくかが重要である。集団の分類方法に注意して，小集団，大集団等に分けて指導するとよい。

① 集団の分類

・健康増進を目標とした集団：乳幼児・学童・青年・壮年・高齢者・妊産授乳婦・単身者などのライフステージ別集団。

・疾病治療を目標とした集団：生活習慣病などの各種疾病治療者。

・特定給食施設の喫食者：学校，事業所，保育所，社会福祉施設。

・地域集団：地区組織団体，町内会，婦人会，子ども会，老人クラブ，一定地区内の住民。

・一般大衆の啓蒙活動：新聞・雑誌・テレビ・ラジオなどのマスメディアを活用し，大量伝達する。

・家族集団

・職場集団

　教育・指導方法は一方通行的な講義を中心とした方法，討議を中心とした方法などがある。地域集団によっては，教育・指導を受けた後，自主的な活動へと発展する場合がある。

　学習した集団対象者が，みずから実践するとともに家族，隣人，地域へと広がることにより，地域全体の食生活改善につながる。栄養士・管理栄養士は地域の健康づくり活動を進めるために，積極的に地域住民に働きかけ，指導・支援をすることが大切である。

　集団教育でできないことを個別教育でカバーし，集団教育と個別教育をうまく組み合わせ，栄養教育・指導を効果的に進めていくことが大切である。

　②　**集団教育の形態**　　集団を対象とした教育・指導には，一斉学習（多人数に同一内容を同一の方法で一斉に教育・指導する）とグループ学習（グループ内で学習する）がある。

　討議法や講義法の配置を**図6-1**に，それぞれの特徴を**表6-1**に示す。

・一方的に教える講義形式のもの：講演会

・お互いに話し合い，結論を導き出そうとするもの：座談会・討論会・研究会

・実技，体験を伴うもの：調理実習・実演・ロールプレイ

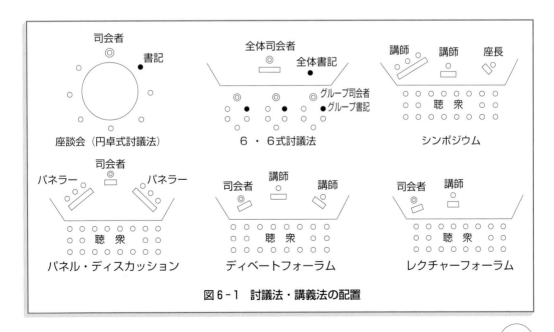

図6-1　討議法・講義法の配置

表 6 - 1　集団を対象とした討議法など

講演会	専門家による講演を行う方法。一度に多くの人に情報伝達が可能。一方的な押しつけにならないよう，また対象者の理解を深めるため，参加者からの質問を受けたり，リーフレットやパワーポイントなどの媒体を活用するとよい。
シンポジウム symposium	講壇式討議法といわれ，学会などの専門分野の発表でよく用いられる。講師は 3～5 名くらいとし，座長が司会進行をつとめる。一つのテーマに各講師がそれぞれの分野から専門的意見を述べる。その後，聴衆との質疑応答を行う。
パネル・ディスカッション panel discussion	陪席式討議法といわれ，司会者の進行により，3～6 名くらいのパネラーが自由に討議する。司会者は，予定時間の 2/3 が経過したころ，また一般聴衆が討議を聞き，次第に発言意欲が高まってきたころを見計らい，聴衆から質疑を受け，全体討議へと進める。最後に司会者がまとめる。
フォーラム forum	公論式・講演式討議，さらに各種媒体を用いたものなど，種々の形態がある。聴衆が参加して討議するもの。
レクチャーフォーラム lecture forum	講演式討議法といわれ，専門家による講演を聞き，その講演内容を中心に質疑応答の形で討議を行う。講演式なので，参加者は少人数でも多数（200 名くらい）でも可能。
ディベートフォーラム debate forum	公論式討議法といわれる。議題について意見の異なる講師が討議し，聴衆からの質疑応答も含め，司会者がまとめていく。講師相互の見解が異なるため，必ずしも一つの結論へ導くものではない。
フィルムフォーラム film forum	映画をみた後，その内容について討議する。その他の媒体を用いる形式に，スライドフォーラム，ピクチャーフォーラムなどがある。
座談会 round table	円卓式討議法ともいわれ，テーブルを囲み，互いの顔がみえるよう席を配置する。話し合う討議の基本型。人数は 5～6 名，多くても 15 名程度とし，司会者を立てる。司会者は参加者全員が発言できるように配慮し，最後にまとめを行う。
6・6 式討議法 six・six method バズセッション buzz session	6 人を 1 グループとして，テーマに従い，1 人 1 分計 6 分間，グループ内で討議を行う。その後，グループ代表が，まとめた意見を発表する。少人数のため，座談会のように気楽に話し合える。また，短時間に参加者全員の意見や考えを把握できる利点がある。同様に人数や時間を厳密に決めない方法をバズセッションという。
ブレインストーミング brain storming	一つのテーマについて少人数で自由に意見を出し合い進めていく。他人の発言を批判しない。また結論が出なくてもよい。
ワークショップ work shop	研究集会ともいわれる。職業や体験を同一にする人びとを小グループに分け，共通問題についてお互いの経験を踏まえ，研究と協力により，自主的に問題解決を図ろうとする。最後に各グループの報告を行い，全体を把握する。
ロールプレイング role playing	役割劇，心理劇といわれる。ある主題について，参加者が即興的に劇を演じ，その内容をもとに聴衆を加え，討議を行うものである。
体験学習（実験・実習）	参加者が実際に身体を動かし，みる，つくる，味わうなどの体験を通して学びとる。食品に関する実験や調理の実演・実習など。より実践的で興味・関心を高め，教育効果の上がる方法。実習は，参加人数と器具・設備のバランスを考えなければならない。
コンクール	参加者の競争心・向上心をあおり，教育効果を上げることができる。作品のみの評価でなく，その過程における努力・熱意・意識の高揚に意義がある。献立コンクール，調理コンクール，弁当コンクールなど，食生活に関するテーマを選び，審査し，優劣，賞を決める。
展示会	食生活や健康増進に関する啓蒙・宣伝を目的に開催。パネル，食品，料理の展示，調理実演や試食，映画・ビデオの上映，食生活についての各種判定表やコンピュータによる栄養診断など，さまざまな媒体を用い，効果的な演出を行うものである。
インターネットの活用	インターネット，携帯電話などの IT を活用した栄養教育。インターネットは，文字だけでなく映像も送受信可能なため，公的機関や個人からの情報の発信，また興味・関心のある情報の収集などに活用。食事内容を画像で送受信し，栄養教育へ発展させるなど，特徴を十分活用し，より効果的な栄養教育の一形態として活用されている。反面，情報の発信元や内容の正確さは不確実なものもあり，利用に当たっては正しい知識，確かな判断力が求められ，その教育が重要。
マスコミュニケーションの活用	テレビ・新聞・雑誌などのマスメディアから不特定多数人への情報提供が行われている。マスメディアを使った情報は，一方通行になりやすいため，情報への興味・関心や理解度が把握できない。

・その他：見学会・展示会・コンクール

それぞれの特徴，方法を把握し，効果的に用いることが大切である。

③　栄養教育チーム

・学校では，栄養教諭制度が2005（平成17）年度から開始されているが，健康教育活動の一環として行われる食教育は，学級担任や養護教諭，保健や家庭科などの教諭と栄養教諭・学校栄養職員が連携しＴ・Ｔ（チームティーチング）方式による教育の実施により効果を上げている。

・保健所・保健センターにおける地域保健においては，医師，管理栄養士・栄養士，保健師，健康運動指導士，薬剤師や介護福祉士などによるチームを組み，指導体制をとっている。

・病院などの医療機関では，医師，看護師，管理栄養士，薬剤師，理学療法士などが栄養サポートチーム（NST）や医療チームを組み，患者の教育・指導に携わっている。

（2）教材・媒体

　栄養教育・指導を進める際に，対象者に教育・指導内容をわかりやすく，また理解を早めたりするための補助的手段として用いるものを媒体（media）という。媒体には教材と教材を活用するための機器や道具である教具がある。効果を高めるためには教育・指導の内容，目的，対象者の人数，年齢，知識度などにより適切な媒体の活用が重要である。そこで，媒体の種類，特徴，使い方を把握し，実際に作成，活用してみよう。

1）教材・媒体の種類

　栄養教育・指導に用いられる教材・媒体の主なものとその特徴を示す（**表6-2, 6-3**）。

2）教材・媒体のつくり方

以下のような要素を組み合わせ，効果的な教材・媒体を作成する。

　①　**文　字**　　ひらがな・漢字・カタカナ・アルファベットなど，対象や目的に合わせて文字を選び，大きさも考える。

　②　**ことば・文章**　　教育・指導内容を理解させ，伝達を十分にするために特に配慮が必要である。対象の年齢・知識度に合った語句を選ぶ。

　③　**絵**　　内容をわかりやすくし，興味をそそるようにするのに効果的である。

　④　**写　真**　　現実を強くアピールし，迫力に富んでいる。

　⑤　**グラフ**　　数量的な説明をするときに，効果的である。視覚に訴え，瞬間的に確実に理解させることができる。折れ線グラフ・棒グラフ・帯グラフ・円グラフ・風配グラフなどがある。

　⑥　**色**　　原色や中間色の使い方，組み合わせ方，分量などに注意を払うことが大切である。

表6-2　教材・媒体の種類と特徴

分　類	種　類	特　徴
掲示物	ポスター，パネル	平面的なもの。一目みて意図が伝達されるものがよい。文字，絵，色の組み合わせを工夫し，印象的なものとする。
	フランネル	ネルに不織布を重ね脱着が容易。
映像物	ビデオ，映画，テレビ	動きもあり興味をそそる。
	スライド，OHP，OHC，パソコン（パワーポイント）	OHP・OHCは明るい場所でも映写できその場で書き加えたり，重ねることもでき手軽である。
展示物	実物（食品・料理），模型（フードモデル），標本，マグネプレート	具体的な参考資料としてわかりやすい。
印刷物	リーフレット	1枚〜折りたたみ2〜4枚程度のもの。
	パンフレット	とじて小冊子になったもの。
	ちらし	1枚程度のもの。
	新聞・定期刊行物（雑誌や学校・職場・地域の刊行物）	紙面の一部に食に関する情報を載せたもの，読者の興味を引くようなテーマ・内容を考える。
	卓上メモ（栄養メモ）	学校や会社の食堂でテーブルの上に置き，喫食者に栄養知識を提供するもの。
演示物	調理実演，実習	みる，つくる，味わうという体験を通した栄養教育。
	演劇，紙芝居，人形劇ペープサート，腹話術，エプロンシアター，パネルシアター	幼児，児童を対象とした教育に効果的。ストーリーの展開，動きに工夫が必要。
放　送	テレビ，ラジオ	学校給食，産業給食などで活用される。目や耳から栄養知識を提供するもので，わかりやすいことばで，ゆっくり話すことが大切である。
インターネット	コンピュータ，携帯電話	情報の発信，収集に活用。食事診断など，表やグラフを用いてわかりやすく指導することができる。
その他	黒板，ホワイトボード，電子黒板，かるた，うちわなど。	

注）OHP：オーバー・ヘッド・プロジェクター（over head projector）の略。
　　OHC：オーバー・ヘッド・カメラ（over head camera）の略。

3）効果的な媒体とは

① 視覚に訴える媒体（掲示物，映像物，展示物）　一目みて，注意・関心を引くようなものに仕上げる。それには，色の使い方，文字の大小，絵や図表の活用を考慮し，簡潔明瞭で印象的なものにする。

② 読ませる媒体　文章はできるだけ短く簡単にし，やさしい字句を用いる。絵・写真・図表なども効果的に活用する。

表6-3　各種教材・媒体の対象

区　分	媒体名	対　象			
		一般大衆 (不特定多数)	多　数 グループ	少　数 グループ	個　人
掲示, 展示媒体	パネル	●			
	ポスター	●			
	写　真	●	●	●	●
	フランネルグラフ			●	
	図　表	●	●	●	
	壁新聞	●	●	●	
	食品模型	●	●	●	●
	実物食品・料理				●
印刷媒体	パンフレット	●	●	●	●
	リーフレット	●	●	●	●
	逐次刊行物（新聞）	●	●	●	●
	食品交換表				●
	食品成分表				●
	パソコンによるプリント				●
映像媒体	スライド		●	●	
	映　画	●	●	●	
	OHP		●	●	
	テレビ	●	●	●	
	ビデオ	●	●	●	
	パソコンによるディスプレイ		●	●	●
聴覚媒体	放　送	●	●		
	テープ		●	●	
演示媒体	実演（料理など）	●		●	
	紙芝居			●	
	人形劇（指人形，ペープサート）		●	●	
	コンクール	●	●		
その他	黒板，ホワイトボード，電子黒板 かるた，うちわなど				

資料）全国病院栄養士協議会：栄養食事指導マニュアル，第一出版，p. 64, 1986. を一部改変

2　3分間スピーチ

　栄養教育・指導を行うにあたっては，限られた時間の中で，対象者に伝達したい事がらを十分に理解・納得させ，実行してみようという意欲をもたせなければならない。それには，栄養士の"話し方"が重要になってくる。3分間という限られた時間の中で，どのようにしたら効果的に伝え，理解させることができるか，上手な話し方について学習する。

（1）対象とテーマ

　対象については，ライフサイクルや，職場，地域などの集団を参考に決め，それぞれの対象者について，身近な食生活上の問題点や関心事をテーマとして取り上げるとよい。対象とテーマの例を表6-4に示す。

　また，栄養教育・指導だけでなく，日常生活の中でも機会をみつけ，話し方の練習をする。「自己紹介」「私の食生活について」「趣味について」「あこがれの人間像」「人生の豊富」「20歳を迎えて思うこと」など，どんなことでもよいので，テーマにそって話す練習をするとよい。

（2）内容の構成と原稿のつくり方

　話の内容は，まず導入部分から入り，さらに話を展開・発展させ，最後にまとめをして結ぶという流れで進めていく。一般的な話の内容構成は次のようである。

　①　導入部　　大切である。いきなり専門的な話をするのではなく，天候の話，時事の話など，対象者と共通の話題から入り，話全体の概要を簡単に説明し，本題へと進めていく。

　②　展開部　　徐々に興味・関心が高まるよう話の流れをつくる。机上の空論ではなく，対象者の食生活にすぐに役立つような具体的な例をあげながら話していくと理解しやすい。

表6-4　3分間スピーチの対象とテーマの例

対　象	テ　ー　マ
幼児をもつ母親	「おやつについて」「偏食にならないために」
小学生	「好き嫌いなく何でも食べましょう」「牛乳の大切さ」
中学生	「健康的なダイエット」「おいしい夜食」
女子大学生	「貧血予防の食生活」「外食の選び方」
妊産婦	「つわりのときのひと工夫」「妊娠高血圧症候群にならないために」
成　人	「減塩のすすめ」「アルコールと上手につき合う法」

③ **まとめ部** 話のポイントを整理し，項目にして示していくとわかりやすい。

３分間スピーチの場合は，短い時間なので，内容は幅広くというよりも，ポイントを絞り込むほうがわかりやすい。あらかじめ原稿を用意するが，原稿は１分間で300字程度を基準として，３分間で800～900字を目安にし，用意するとよい。またことば遣いは，「です，ます調」の話しことばでまとめ，センテンスはなるべく短くし，やさしい語句を使うようにする。

（3）話し方の要点

栄養教育・指導は，人間と人間の触れ合いの中で生まれ，成功に導くものである。したがって，両者のコミュニケーションが円滑に図られ，信頼感が生まれるようにするためには，美しいことば，温かいことばで，魅力あふれる話し方が必要となる。以下に話し方の要点をあげる。

・話の内容をまとめた原稿を用意する。
・文章の長さは，読ませるときよりも短いほうがわかりやすい。
・話の導入部は，共通の話題から入る。
・ことばは，対象に応じたものとし，なるべくやさしいものを使う。
・親しみやすいように話す（ユーモア，郷土のことばや流行語などを効果的に使う）。
・数量的表現は，数字を明らかにするとわかりやすい。
・理解の程度を知るためにも，対象者の顔をみながら話しかけるようにする。
・決められた時間を守る。
・感じよく話すためにも，みられている自分の姿に気をつける。
・正確に話ができるように，発声・発音練習をする（早口ことばやアクセントの練習も）。

実際に３分間スピーチを考えてみよう。　　　演習 1

・テーマ
・対象
・使用媒体
・所要時間
・反省・感想

第7章

栄養教育・指導の実施

栄養教育・指導の目的は，食行動変容である。対象者の食行動を改善したうえで，維持と習慣化により生活の質（QOL）の向上すなわち健康の維持・増進，疾病の予防とコントロール（食事療法・再発防止・リハビリテーション）を目ざす。食行動は，対象者の経験の中で習得され，習慣化されたものであるため，専門知識を伝達・指導しただけで変容させることは難しいことが多い。

栄養教育・指導の実施においては，対象者がみずから行動変容を起こし，習慣化できるよう，寄り添い，励まし，支援することが求められる。行動科学理論およびカウンセリング，コーチングなどの理論技術を理解し，活用することにより，効果的な栄養教育・指導を実施したい。

1 栄養教育・指導に活用される行動科学理論および技法

（1）認知療法・認知行動療法

認知療法・認知行動療法は，1970年代にアメリカのベック（Aaron T. Beck）がうつ病に対する精神療法として開発した。人間の気分や行動が認知のあり方（ものの考え方や受け取り方）の影響を受けることから認知の偏りを修正し，問題解決を手助けすることによって精神疾患を治療することを目的とした構造化された精神療法である。状況や気分，自動思考などを記入する自動思考記録表（コラム表）を用いることからコラム法とも呼ばれる。

その後，認知療法・認知行動療法は，うつ病以外の多くの精神疾患に対する治療効果と再発予防効果を裏づける報告が多くなされてきたことから，欧米を中心に世界的に広く使用されるようになった。また，精神疾患以外でも，日常のストレス対処や教育場面での問題など，その適用範囲は広がりをみせている。日本では，特に1980年代後半から注目されるようになり，治療効果の検証も進んできている。2010（平成22）年には厚生労働省による治療者用および患者用のマニュアルが作成されている。

（2）ヘルスビリーフモデル（健康信念モデル）

1950年代にホックバウム（Godfrey M. Hochbaum）やローゼンストック（Irwin Rosenstock）らアメリカの社会心理学者のグループによって提唱された。もとは健

診事業の受診に関した健康行動理論であった。その後ベッカー（Marshall H. Becker）ら多くの研究者たちが健診以外の保健行動に広く適応し発展させた。人が健康によい行動をする可能性を高める要因として，①疾病にかかる可能性，②疾病の重大さによる脅威の自覚，③行動の利益の自覚，④行動の障害の自覚の4つがあげられる。これに加えて，保健行動に影響を与える重要な要因として，統計学的および心理学的要素や行動のきっかけがある。

　栄養教育・指導では，この4要素を評価することにより，対象者の現在の状況を把握したうえで，不足している要素や介入の必要な要素について，働きかけを行う（**図7-1**）。

（3）トランスセオレティカルモデル

　プロチェスカ（James O. Prochaska）により考案された。行動変容（人の行動が変わり，それを維持できる）では，5つのステージを通るという考え方である。5つのステージは次のとおりである。

　① 無関心期：6か月以内に行動を変える気はない。
　② 関心期：6か月以内に行動を変える気がある。
　③ 準備期：1か月以内に行動を変える気がある。
　④ 行動期：行動を変えたが，その継続が6か月未満である。
　⑤ 維持期：行動を変えて6か月以上継続している。

　変容のプロセスとして，**表7-1**に示す10項目（2グループ，各5項目）があげられる。

　栄養教育・指導による食行動変容のためには，対象者のステージを見極めたうえ

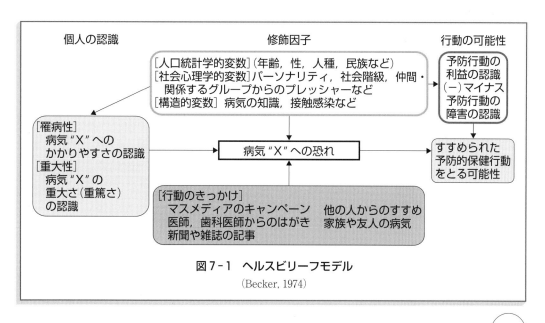

図7-1　ヘルスビリーフモデル
（Becker, 1974）

で，段階に応じた働きかけを行う。先のステージには「考えに関するプロセス」，後のステージには「行動に関するプロセス」を主に行う（**図7-2**）。

（4）社会的認知理論（社会的学習理論）

1970年代にバンデューラ（Albert Bandura）が提唱した理論である。人間の行動を，個人の要因，個人を取り巻く状況，自己と他者の行動の相互関係の中でとらえることで説明した学習理論の１つである。この理論を応用した技法が栄養教育・指導に多く取り上げられている。

表7-1　食行動を例とした変容のプロセス

考えに関するプロセス		行動に関するプロセス	
意識を高める（意識の高揚）	情報を集め，理解する。	代替行動の学習（行動置換）	問題行動の代わりになる健康的な考え方や行動を取り入れる。
感情的経験	食行動変容をしないことによる健康への脅威に関して，感情的な面から経験する（不安・焦り・恐怖など）。	援助関係の利用	健康行動へのソーシャルサポート（社会的支援）を求め，利用する。
環境の再評価	これまでの食行動の継続や食行動の変容が周囲の環境に与える影響を振り返り，評価する。	褒美（強化マネジメント）	食行動変容に対して自分自身に褒美を与える，他人から褒美をもらう。
自己の再評価	これまでの食行動の継続や食行動の変容が自分自身に与える影響を振り返り，評価する。	コミットメント	食行動変容することを選択・決意・表明することや食行動変容する能力を信じる。
社会の変化を知ること（社会的開放）	健康的な食生活を送ることに影響する，社会や環境の変化を知る。	刺激の統制	問題行動のきっかけになる刺激を避ける，健康行動のきっかけになる刺激を増やす。

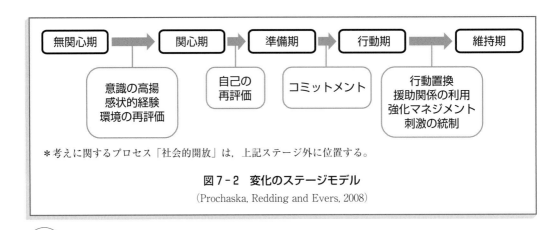

＊考えに関するプロセス「社会的開放」は，上記ステージ外に位置する。

図7-2　変化のステージモデル
（Prochaska, Redding and Evers, 2008）

1) 観察学習（モデリング学習）

　他者（お手本，モデル）の行動を観察することにより，さまざまな行動を学習し，その後それをまねることで望ましい行動を習得する。モデルとなる人の成功をみたり聞いたりすることで，自己効力感（セルフエフィカシー）を高めることができる。

2) 自己監視法（セルフモニタリング）

　自分自身の行動をみずから記録し，その数値・内容をみずから観察・評価することにより，自分をコントロール（セルフコントロール）する方法である。

（5）モデルを使って表現してみよう

　成人期男性が地域の健康教室に参加し，行動変容するまでの流れを行動科学理論を用いた2つの事例で表現してみよう。

事例 1 ヘルスビリーフモデルを用いた例

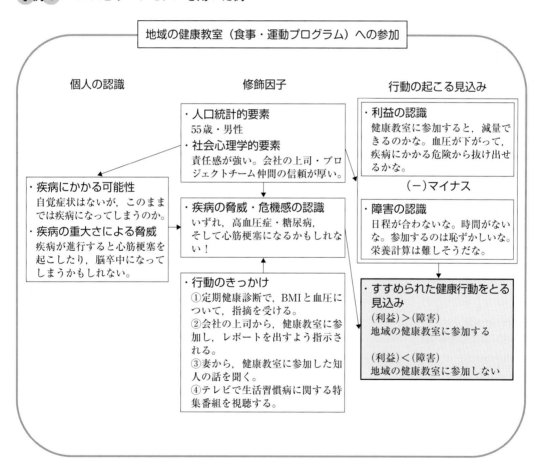

事例2 トランスセオレティカルモデルを用いた例

地域の健康教室（食事・運動プログラム）への参加

ステージ	考え	行動	方法	具体的な内容（例）
無関心期				
	○		意識の高揚	メタボリックシンドローム，生活習慣病等，健康問題に関する情報を集め，理解する。
	○		感情的経験	現在の食生活を継続することにより，どのような影響があるか考え，不安・焦り・恐怖を感じる。
	○		環境の再評価	「現在の食生活を継続すること」「健康教室に参加すること」により，会社や家族など周囲に与える影響について考える。
関心期				
	○		自己の再評価	「現在の食生活を継続すること」「健康教室に参加すること」が自分自身にとってどのように影響するかについて考える。
準備期				
		○	コミットメント	健康教室に参加することを決意・表明する。教室への参加によって食行動変容できることを信じる。
行動期				
		○	行動置換	過度の飲酒，朝食欠食や夕食・夜食の過食を控える。夜食の代わりに休日も軽い朝食をとる，夕食の内容を見直す。
		○	援助関係の利用	会社の上司・同僚，家族，健康教室の仲間の協力を仰ぎ，活用する。
		○	強化マネジメント	健康教室参加およびレポート提出により，会社上司から高評価を受ける。「頑張り賞」として家族旅行を計画する。
		○	刺激の統制	週末の楽しみを「夜食＋晩酌」から「ハイキング＋バーベキュー」に切り替える。健康教室の仲間と定期的に交流会を開催する。
維持期				
（ステージ外）	○		社会的開放	健康教室の開催情報，地域活動，会社の援助など，社会や環境の情報からその変化を知る。

注）行動期以降は，健康教室への参加を開始してからの内容を含む。

2　カウンセリング

　カウンセリングとは，本人の気づきや自己決定，行動変容，課題解決，自己成長などを支援することである。対象者（クライアント）の世界を管理栄養士・栄養士（カウンセラー）の中にも共有し，対象者の枠組みの中でともに感じ，管理栄養士・栄養士が対象者に寄り添い続けながら行う。

　栄養教育・指導において「傾聴」「受容」「共感的理解」をはじめとするカウンセリング技術を用いることで，効果を上げることが期待される。

　管理栄養士・栄養士が食行動変容のために対象者にかかわる際は，「導く」「教える」「支援する」が適宜組み合わされる。このため「栄養教育」「栄養指導」のほか，近年は「栄養相談」「栄養カウンセリング」などの名称も広く用いられている。

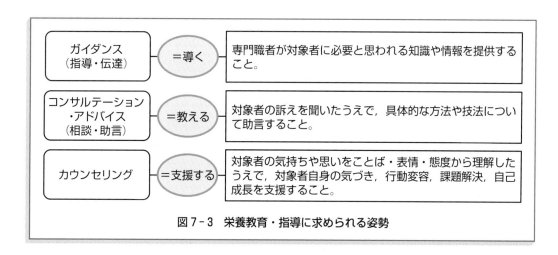

図7-3　栄養教育・指導に求められる姿勢

　対象者（クライアント）と管理栄養士・栄養士（カウンセラー）役を決め，身近なテーマについて栄養カウンセリングのロールプレイングをしてみよう。このとき，1グループは3〜4名として観察・記録者1〜2名を入れ，ロールプレイ終了後にグループ内でディスカッションをする。役割を交代してそれぞれの役割を体験してみよう。

身近なテーマ例
・朝食を食べることの重要性は理解しているが，欠食の多い中学生。
・塾や部活，勉強や遊びにより，食生活が不規則になっている高校生。
・ひとり暮らしを始め，外食や購入した弁当・惣菜が中心の食生活をしている大学生。

3 コーチング

　コーチングとは，指示・命令ではなく，相手にみずから考え，みずから行動するように促すコミュニケーション技法の一つとされる。

　コーチの語源は「馬車（coach）」で，「大切な人をその人の望むところに送り届ける」という意味がある。コーチングの原語である英語の coaching には，日本の辞書にあるような対話を通して引き出すといった特定の指導術の意味はなく，個人の成長や発達を促す過程，準備を支援する過程という意味をもつ。

　日本におけるコーチングは，自発的な行動を促し成果を出す技術として，企業やスポーツ界から，医療・教育分野へ広まりつつある。栄養教育・指導でもこの技術を応用し，活用することにより，対象者が積極的に食事療法に取り組み，みずからの健康を管理していくことを目ざす。このとき，カウンセリングで用いられる技術（傾聴，質問，承認，提案など）も相手に合わせて使われる。

　コーチングコミュニケーションの基本的な流れを以下に示す。

　① **ゴール（目標）を決める**　ゴールイメージ（あるべき姿，目標，夢）が鮮明なほど強い行動への動機づけになる。管理栄養士・栄養士（コーチ）自身が対象者のゴールイメージを共有できるように具体的な質問をする。

　② **現状を知る**　今の状況について質問し，対象者が管理栄養士・栄養士に現状を話すことで，みずからゴールとの距離や差を正確につかむことができる。

　③ **障害と強みを知る**　ゴール到達への道を険しくする「障害」と，役立つ自分の能力や周囲の支援・応援などの「強み」を対象者自身が語り，はっきりすることで戦略をうまく練ることができる。

　④ **戦略を練る**　ゴールと現状とのギャップ（差）を埋める「具体的な行動を起こせる方法」を対象者から引き出す。問いかけの中で選択肢を広げ，行動には1つずつ優先順位をつける。

　⑤ **ゴール（目標）を再確認する**　戦略に沿って行動して，ゴールに到達したときの自分をイメージさせることにより，そのゴールが本当に手に入れたいものかどうか自分自身で再確認させる。

　本当に手に入れたいものであれば，より現実味が出てやる気につながる。それほど手に入れたいものではなかった場合は，イメージも浮かびにくく，ここで①に戻ることもある。

　⑥ **行動を促す**　具体的な行動と，その後の報告の具体的な方法について確認をする。

　⑦ **コーチングの効果を確認する**　①から⑥までをフィードバックさせる。対象者が管理栄養士・栄養士に話すことにより，自分の考えを確信し，行動を約束するこ

とになる。話す様子（ことば，声の調子，速さ，表情など）により，コーチングが効果的だったかどうか，管理栄養士・栄養士の自己評価につながる。

　対象者と管理栄養士・栄養士（コーチ）役を決め，身近なテーマについて基本的な流れに沿って，ロールプレイングをしてみよう。このとき，1グループは3〜4名として観察・記録者1〜2名を入れ，ロールプレイ終了後にグループ内でディスカッションをする。役割を交代してそれぞれの役割を体験してみよう。

身近なテーマ例
・間食が多く，減量がなかなか実現しない肥満の女性。
・血糖コントロールがなかなか実現しない営業職の男性。
・やせ願望が強く，いろいろなダイエットを繰り返す女性。
・欠食が多く，1日の食事回数が2回以下の日が週のほとんどを占める男性。

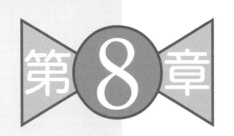

栄養教育・指導の評価

栄養教育・指導は，対象者のニーズに合った内容で計画し，実施することで教育効果が得られる。そのためには，実施した栄養教育・指導を評価し，改善し，次の教育に反映させることが大切である。例えば，目的とテーマの整合性，教育時間の妥当性（開催時刻や実施時間の長短），開催場所の利便性（駅から遠い，駐車場がない）など，種々の項目をあげることができる。また，栄養教育・指導を行ったことで対象者の意識や体格指標，生化学検査値などに変化があったのか，なかったのかを明らかにすることも必要で，そのときには統計的検証も行う。

そこで，この章では栄養教育・指導を行うときの評価項目と内容，および統計的手法を解説する。

1 栄養教育・指導の評価

栄養教育・指導プログラムの評価方法について代表的なものをとりあげる。

（1）プリシード・プロシードモデル

公衆衛生や公衆栄養の領域では，国や地域における健康政策の計画を立てる場合にプリシード・プロシードモデルが用いられることが多い（**図8-1**）。

（2）PDCA サイクルに準じた評価

plan　：企画評価
do　　：経過評価 ⎫
check：影響評価，結果評価，経済的評価 ⎭ 総合評価 ➡ act

栄養マネジメントサイクルにおける評価の種類と指標を**図8-2**にまとめた。

2 評価のデザイン

栄養教育・指導を行った後，対象者に起きた変化をどのように評価するかということは，プログラムを計画する段階であらかじめ決めておく必要がある（影響評価や結

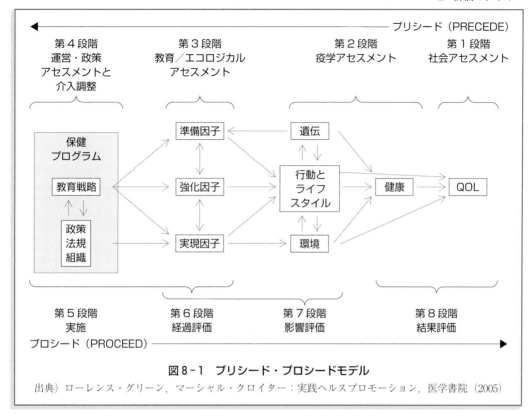

図8-1　プリシード・プロシードモデル

出典）ローレンス・グリーン，マーシャル・クロイター：実践ヘルスプロモーション，医学書院（2005）

果評価）。評価のデザインの分類方法を**表8-1**に示す。

（1）実験デザイン

　対象者を無作為に抽出し，介入群（教育する）と対照群（教育しない）に分ける。このとき，対照群よりも介入群には女性が多かった，平均年齢が高かった，というように性別や年齢などが偏らないようにするためには，層化無作為抽出という方法が用いられる。栄養教育・指導を行う前後で栄養素等摂取量や身体計測など各種のデータをとる。教育・指導の前と後それぞれにおいて2群間のデータを比較し，栄養教育・指導プログラムの良否を評価・検証する。

（2）準実験デザイン

　無作為割り付けができなかった場合と，対照群が設定できなかった場合のいずれかに該当する場合は準実験デザインとなる。無作為割り付けがされていないと対象者に偏りが生じる可能性がある。このような条件で得られた結果は，どのような対象者にもいえること（一般化）として解釈することはできない。

（3）前後比較デザイン

　1つの群に対して栄養教育・指導を行い，教育・指導の前後で得られたデータを比

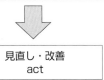

栄養マネジメントサイクル		評価の視点	評価の種類
計 画 plan	現状把握	・現状把握（栄養アセスメントやニーズアセスメント）が適切に行われているか	企画評価
	栄養教育 プログラムの企画	・栄養教育プログラムの目標や教育内容の設定が，現状把握から抽出された課題に基づき適切に行われているか ・評価プログラムが作成されているか ・予算の実行可能性はどうか ・社会資源の活用計画は適切か	
実 施 do		・計画した栄養教育プログラムが予定通りに実行されているか ・対象者に学習内容が受け入れられているか ・対象者の参加率 ・予算の執行状況 ・社会資源の活用状況	経過評価
検 証 check		・栄養知識の習得度 ・行動目標の達成度	影響評価
		・結果目標の達成度 ・一般目標の達成度 ・行動変容の有無	結果評価
		・投じた資源，財源は効率的に活用されたか	経済評価

見直し・改善
act

図 8-2　栄養マネジメントサイクルにおける評価の種類と指標

出典）土江節子他：栄養教育論，p.81，学文社（2013）
　　　逸見幾代・佐藤香苗編著：改訂マスター栄養教育論，p.105，建帛社（2015）より作表

表 8-1　評価のデザインの分類

評価デザイン	介　入	対照群の設定	無作為割り付け
実験デザイン	有	有	有
準実験デザイン	有	有・無	無・有
前後比較デザイン	有	無	無

注）介入を行わない非実験デザインは，通常，事象の発生後に行う評価のため，対照群の設定と無作為割り付けは不可能である。事例報告，信頼性，妥当性に関する研究，相関研究などが含まれる。

出典）逸見幾代・佐藤香苗編著：改訂マスター栄養教育論，p.109，建帛社（2015）

較する。例えば，減塩のための教育プログラムを計画して実施したとする。教育・指導前よりも後で平均食塩摂取量が減ったとしても，対照群がなければその結果が本当に教育の効果であるのか否かを証明することはできず，ほかの要因の存在を否定でき

ないことになる（栄養教育・指導を行わない群の平均食塩摂取量と比較して明らかに少なければ教育・指導効果あり）。したがって，結果の解釈は慎重に行う必要がある。

3　栄養教育・指導に必要な統計処理および解析

　栄養教育・指導マネジメントサイクルにおいて，アセスメント，経過評価，影響評価，結果評価などを行う場合には，対象者のニーズ，食意識，体組成，栄養素等摂取量といった種々のデータを収集することになる。ある群の栄養教育・指導の前後にとったデータの比較や，介入群と対照群のデータを比較する場合など，調査結果をどのように解釈するかには統計的手法が用いられる。近年では，コンピュータで Excel（Microsoft 社）の関数機能や分析ツールを，またエクセル統計（（株）社会情報サービス，（株）エスミなど）や SPSS（日本 IBM（株））といった統計解析ソフトを利用して簡単に処理することが可能である。

　本節では，基本統計量の算出方法，検定方法について解説するが，各検定の計算方法や各分布表との比較方法など詳細については専門書を参照されたい。各実験や調査のタイプによってどの検定を用いればよいのか，また，統計解析ソフトによって出された検定結果の見方について解説する。なお，ソフトは Microsoft 社 Office 365・Excel の表計算関数および分析ツールを利用している。

（1）データの分布の特徴をつかむ
1）平均値と中央値
　ある2つの集団から得られたデータを比べるとき，分布の中心的位置を把握するために用いられる代表値としてすぐに思い浮かぶのは「平均値」である。これに対し，日本人の食事摂取基準（2020年版）の策定にも用いられている「中央値」という代表値もある。

　平均値は，データの数値をすべて足してデータの個数で割ったものである。2つの集団を比較したいとき，一方の集団のデータに偏りがあると，単純に平均値で比較しては間違った解釈をしてしまう可能性がある。それに対し中央値は，データを小さいほう（あるいは大きいほう）から順番に並べて真ん中にくる値である（データが偶数の場合は真ん中にくる2つの数値の平均をとる）。したがって，データが小さいほう，あるいは大きいほうに偏っていても，それらのデータによる影響を取り除くことができる。

　図8-3をみると，A集団の身長の平均値は152.3 cmである。一方，B集団の平均値は身長180 cmの人の影響を受けた結果153.0 cmとなった。しかし，10人中9人の身長は150 cmであるのに，平均値153.0 cmをB集団の身長の代表値といってよいだろうか。そこで，中央値では，身長の低いほう（高いほう）から数えて5番目と

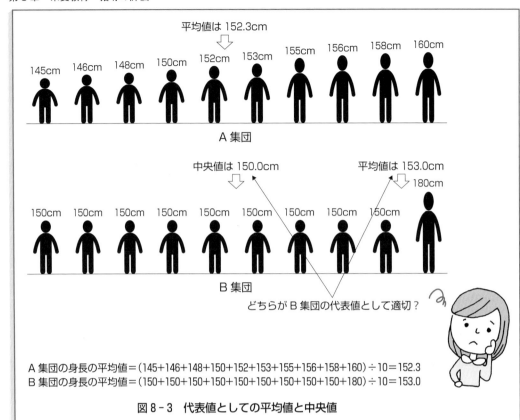

図 8 - 3　代表値としての平均値と中央値

6 番目の人の身長の平均（この場合 150.0 cm）が中央値となり，これを B 集団の代表値とすれば，身長 180 cm の人の影響を取り除けたことになる。

2）度数分布表

図 8 - 4のような身長のバラツキ方をしている 2 つの集団があるとする。この 2 つの集団の身長を比べようとしたとき，A 集団の平均値は 152.3 cm，C 集団の平均値は 152.7 cm であった。その差は 0.4 cm であるから，A 集団と C 集団の身長はほぼ同じ，と結論づけてよいだろうか。

　そこで，データがどのような分布をしているのかを把握するためには度数分布表を作成し，そこから度数分布図にして比較するとよい。度数分布表とは，身長 140 cm 以上 150 cm 未満の人が何人，150 cm 以上 160 cm 未満の人が何人という具合に調べてまとめたものであり，それを棒グラフ状にしたものが度数分布図（ヒストグラム）である。度数分布図は，量的データの分布の様子をみるのに用いられ，横軸にデータの値を，縦軸に度数をとる。度数分布図は棒グラフとは異なり，その面積が度数を表している。また，横軸は分析者の都合によって連続するデータをある幅に（勝手に）区切ったものであるため，棒の間には隙間をつくらない。また，ヒストグラムを折れ線グラフにしたものを度数多角形図といい，2 つ以上の度数分布の形を比較する，ま

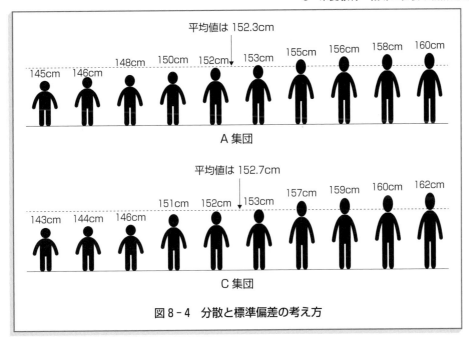

図8-4 分散と標準偏差の考え方

たは位置関係をみたい場合に用いるとよい。度数分布図を作成する手順を以下に示す。

[手順]

① 最小値と最大値をみつける。

② 階級の個数（データを何個に区切るか）と階級の幅（データをどのくらいの数値で区切るか）を決める。階級の個数の目安として、スタージェスの公式がある。計算で求めた階級の個数や階級の幅は扱いやすい数字に丸めればよい。

$n=1+\log_2 N$ （n：階級の個数，N：データの総数）

関数電卓を使った場合の $\log_2 N$ 部分のボタンを押す順序を示す。

| log | n | $\div$ | log | 2 | = |

階級の幅＝（最大値－最小値）÷階級の個数

③ 階級の最低点を決める。

最小値－階級の幅×1/2

④ 階級値（各階級の幅の真ん中の値）を記入する。

⑤ 各階級に含まれるデータを数える。

⑥ 度数分布表を作成し、相対度数、累積相対度数も計算する。

⑦ ⑥のデータを用いて度数分布図を作成する。

事例1

表8-2に大学1年生50人分のカルシウム摂取量のデータを示した。このデータをもとに度数分布表を作成し、度数分布図、度数多角形図を書いてみよう（表8-3，

図8-5（A）～（D））。

① 最大値　867，最小値　194

② 階級の個数

$$(n) = 1 + \log_2 50$$

$$= 1 + 5.6 = 6.6 \fallingdotseq 6$$

階級の幅 $= (867 - 194) \div 6$

$$= 112.2 \fallingdotseq 112 \fallingdotseq 120$$

③ 階級の最低点 $= 194 - 120 \times$

$$\frac{1}{2}$$

$$= 134 \fallingdotseq 150$$

④ 階級値を記入する。

$(269 - 150) \times 1/2 = 59.5$　$150 + 59.5 = 209.5$（最初の階級値）

あとは各階級の最初の数値に59.5を足していく。

⑤ 各階級に含まれるデータを数える。

⑥ 度数分布表を作成し，相対度数，累積相対度数も計算する。

⑦ ⑥のデータを用いて度数分布図を作成する。

⑧ 度数分布図の階級値を線で結ぶと度数多角形図が描ける。

以上のような手順で作成した度数分布図（相対度数分布図）を集団ごとに作成して比較することで，データの分布の特徴をみることができる。

3）分散と標準偏差および変動係数

分散，標準偏差，変動係数は，いずれも2つ以上の集団のデータを比較するときに用いる。**図8-4**で示したA集団とC集団という2つの集団の身長の平均値はほぼ同じでも，A集団に比べてC集団は背がとても高い人もいれば低い人もいる。しかし，データの分布の特徴をつかむために，いつも度数分布表や度数分布図をつくるのは効率が悪い。そこで，データの分布（バラツキ）を把握するために，計算処理だけで導くことのできる指標が，分散や標準偏差，変動係数である。ここではまず，理論を学習するために電卓を使って計算を行ってみよう。

表8-2　カルシウム摂取量（mg/日）

413	704	325	372	232
402	434	344	363	718
420	353	607	346	555
454	620	568	508	748
206	617	687	711	463
627	676	384	529	338
733	340	421	382	782
456	497	666	427	576
323	619	867	407	194
423	403	667	388	536

表8-3　度数分布表

階　級	階級値	度　数	相対度数（%）	累積相対度数（%）
150～269	209.5	3	6.0	6.0
270～389	329.5	12	24.0	30.0
390～509	449.5	14	28.0	58.0
510～629	569.5	10	20.0	78.0
630～749	689.5	9	18.0	96.0
750～869	809.5	2	4.0	100.0
合　計		50	100.0	

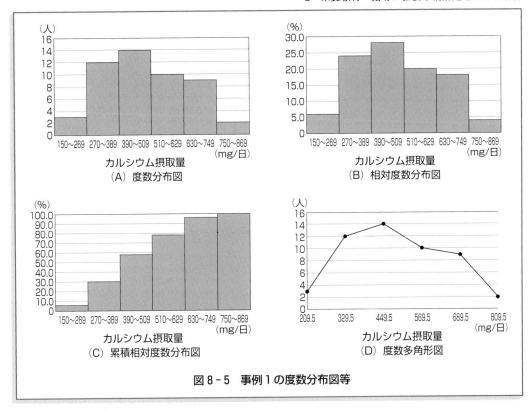

図8-5 事例1の度数分布図等

[手順] データの分布のバラツキを数字にしてみる

① 平均値はデータの分布の中心的位置を示す代表値であるから，各データと平均値との差（**偏差**と呼ぶ）の合計が大きければ大きいほど，バラツキが大きいとみなせる。

（データ－平均値）の総和（偏差の総和）

② しかし，データが平均値よりも小さいとマイナスとなり，プラスと打ち消し合ってゼロになってしまう。そこで，(データ－平均値)^2 によってプラスに変える。

（データ－平均値）^{2} の総和（偏差平方和）

③ ところが，n 数（統計ではデータの個数（標本数）を n と表記する）に違いがあると n 数が大きい集団のほうが総和も大きくなってしまい，正しく比較することができない。そこで，偏差平方和を n 数で割ることで n 数の違いによる影響を取り除くことができる。

（データ－平均値）^{2} の総和÷n 数 → これを分散と呼ぶ

＊対象集団が母集団から抽出されたサンプルの場合には **($n-1$)** で割り，これを**不偏分散**と呼ぶ。

④ しかし，まだ問題がある。**図8-4**で比べているのは身長なのに，計算の途中で二乗したことで単位が cm から cm^2 に変わってしまった。面積を比べているわけではないので単位を元に戻す必要がある。そこで，分散の平方根をとることに

よって単位を元に戻すことができ，これが**標準偏差**（SDと表記する）と呼ばれるものである。

$$\sqrt{分散}＝標準偏差$$

⑤　さらに，肉類の摂取量と鉄の摂取量を比較するなど，比べるものや単位が違う場合や，マグロの重量とアジの重量の比較など，平均値が大きく異なる場合には**変動係数**を求める。変動係数は，標準偏差を平均値で割ったものである。

標準偏差（SD）**÷平均値**（x̄）**＝変動係数**（coefficient of variation：C.V.）

⑥　変動係数が小さすぎて比較しにくいときには100を乗じて％表示にすることもある。

事例2

p.97の**図8-4**のA集団とC集団の身長の分散，標準偏差，変動係数を求めてみよう（**表8-4**）。

計算の結果，A集団の分散は230.1，C集団の分散は416.1であった。しかし，計算途中で二乗したため単位がcm^2になったので，分散の平方根をとる。

A集団の標準偏差$＝\sqrt{230.1}＝15.169\cdots\cdots ≒15.2$

C集団の標準偏差$＝\sqrt{416.1}＝20.398\cdots\cdots ≒20.4$

A集団の変動係数$＝15.2÷152.3×100＝9.98\cdots\cdots ≒10.0\%$

C集団の変動係数$＝20.4÷152.7×100＝13.35\cdots\cdots ≒13.4\%$

以上の結果から，A集団の標準偏差は15.2，変動係数10.0％，C集団の標準偏差は20.4，変動係数13.4％であり，平均値はほとんど変わらないがC集団のほうが分布のバラツキは大きいといえる。なお，平均値と標準偏差は152.3±15.2cm（mean±SD）のように表す。

表8-4　分散を求めるまでの計算過程

A集団 (cm)	データ－ 平均値	（データ－ 平均値）²	C集団 (cm)	データ－ 平均値	（データ－ 平均値）²
145	−7.3	53.29	143	−9.7	94.09
146	−6.3	39.69	144	−8.7	75.69
148	−4.3	18.49	146	−6.7	44.89
150	−2.3	5.29	151	−1.7	2.89
152	−0.3	0.09	152	−0.7	0.49
153	0.7	0.49	153	0.3	0.09
155	2.7	7.29	157	4.3	18.49
156	3.7	13.69	159	6.3	39.69
158	5.7	32.49	160	7.3	53.29
160	7.7	59.29	162	9.3	86.49
		230.1			416.1

A集団の平均値：152.3（cm）　　　C集団の平均値：152.7（cm）

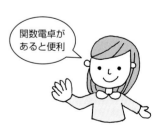

関数電卓があると便利

4）相　関

2つのデータに関連性があるかどうかをみたいときには相関係数を求める。例えば，

① 乳類摂取量が増えるとカルシウム摂取量も増える？

② 乳類摂取量が増えるとカルシウム摂取量は減る？

という関係をみたい場合などに用いる。相関係数（r）は$-1 \leqq r \leqq 1$の範囲にあり，プラスの場合は正の相関（①の場合），マイナスの場合には負の相関（②の場合）という。相関係数はその数値によって関連性が強いか弱いかを表す目安がある（目安は解説書によって異なる）。

$0 \ \leqq r < 0.2$　ほとんど関係なし

$0.2 \leqq r < 0.4$　やや相関がある

$0.4 \leqq r < 0.7$　かなり相関がある

$0.7 \leqq r \leqq 1.0$　強い相関がある

また，相関係数に対して「無相関の検定」を行うこともあるが，詳細は専門書を参照されたい。

事例３

表8-5に女子大学生30人の乳類摂取量とカルシウム摂取量のデータを示した。これらに関連性があるか，相関係数を求めてみよう。

① 比較したいデータを用意する。

② Excelの関数（CORRELやPEARSON），または分析ツールを使う（**図8-6（A）**）。

③ 相関係数rを求める。

④ r値を目安と比較する。

結果は$r \fallingdotseq 0.78$となるので，「強い正の相関がある」ということになる。

（2）データを比較する

評価のデザインを考えるとき，同時にデータの種類に応じた検定の方法についてもあらかじめ決めておく。

表8-5　女子大学生の乳類およびカルシウム摂取量

乳類摂取量（g/日）

89	119	67	76	99
41	150	51	116	43
261	165	51	195	213
168	147	109	66	75
34	101	149	332	265
156	63	157	49	61

カルシウム摂取量（mg/日）

251	494	408	325	373
187	440	388	497	445
476	596	350	472	471
649	473	464	354	350
285	419	372	780	625
360	346	643	257	263

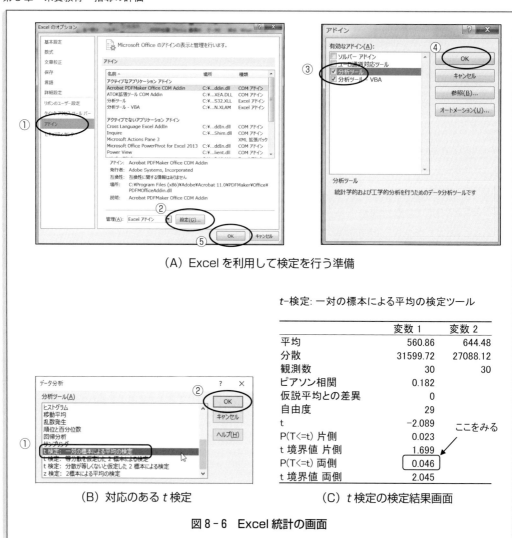

(A) Excel を利用して検定を行う準備

t-検定：一対の標本による平均の検定ツール

	変数 1	変数 2
平均	560.86	644.48
分散	31599.72	27088.12
観測数	30	30
ピアソン相関	0.182	
仮説平均との差異	0	
自由度	29	
t	-2.089	
P(T<=t) 片側	0.023	
t 境界値 片側	1.699	
P(T<=t) 両側	0.046	←ここをみる
t 境界値 両側	2.045	

(B) 対応のある t 検定　　　　　　(C) t 検定の検定結果画面

図 8-6　Excel 統計の画面

1) データの種類

　データには、大きく分けて**量的（定量的）データ**と**質的（定性的）データ**があり、さらに**比率データ**、**間隔データ**、**順位データ**、**カテゴリデータ**に分けられ、取り扱うデータの種類が何であるかによって検定方法が異なる（表 3-13 を参照）。また、性別や年代別、カルシウム摂取量など、調査票における質問や食事調査結果の栄養素などを**変数**と呼ぶ。

2) 検　定

　検定とは、実験（調査）の結果が「よく起きることが起きた」のか、「滅多に起きないことが起きた」のかを検討することである。検定では、本当にいいたいこと（対立仮説）とは反対の仮説（帰無仮説）を立て、滅多に起きないことが起きたのであれば、「そもそもの仮説が間違っていた」と判定（帰無仮説を棄却）し、対立仮説を採

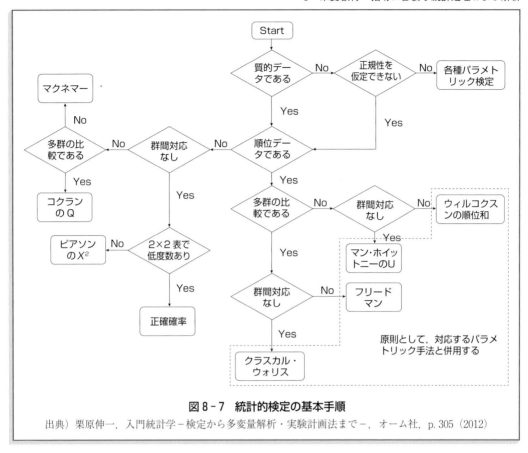

図8-7　統計的検定の基本手順

出典）栗原伸一，入門統計学－検定から多変量解析・実験計画法まで－，オーム社，p. 305（2012）

択するという手順で行う。この帰無仮説を棄却するかどうかを判定する基準（滅多に起きないことが起きたと判定する基準）として5％，1％，0.1％がよく使用され，これらを有意水準という。そして，P値が5％未満であれば「有意差がある」と判定する。

　例えば，血圧を下げる新薬が開発されたとする。従来の薬剤Aと，新薬Bでは新薬Bのほうが効果は高いという結論を得たい。このとき，帰無仮説は「薬剤Aと新薬Bの血圧降下作用に差はない」となる。対立仮説は「薬剤Aと新薬Bの血圧降下作用に差はある」である。検定を行った結果，滅多に起きないことが起こったのであれば帰無仮説は棄却され，対立仮説が採択されて「薬剤Aと新薬Bの血圧降下作用に差がないとはいえない（確率の問題なので「差がある」と言い切りの表現は避ける）」となる。

（3）検定方法

　栄養教育・指導マネジメントサイクルの各過程では，アンケート調査，食事調査，身体測定，臨床検査などが行われることがあり，評価のデザインに合わせて介入群と対照群の比較や，前後比較などを行うとよい。適切な検定方法を選ぶ手順を**図8-7**に示す。なお，この項で行う検定はMicrosoft社のOffice 365・Excelを利用した結

果で解説する。

1）差の検定―2 つの標本平均の比較

A：対応のある 2 群の差の検定（前後比較）……対応のある *t* 検定

t 検定は，データが量的データであり，正規分布していることが前提となる検定方法である。例として，ある集団に栄養教育・指導を行い，教育・指導の前と後で体重に変化があったといえるのか，いえないかを検証する方法である。

B：対応のない 2 群の差の検定（群間比較）……対応のない *t* 検定

対応のない *t* 検定は，介入群と対照群の体重を比較する場合などに用いられる。データの正規性のほか，比較する 2 つの標本の分散が等しい場合に限られ，この確認には等分散の検定（F 検定）を用いる。分散が等しいといえるときには *t* 検定を用い，分散が等しいとはいえないときにはウェルチの検定を用いる（専門書参照）。

事例 4

表 8-6 に，ある集団 30 人の栄養教育・指導前と後のカルシウム摂取量のデータを示した。教育前と後でカルシウム摂取量に明らかな違いがあるか，検定を行い検証してみよう。

① データが正規分布しているか確認をする。

　データの正規性を確認する方法も複数あり，データの特徴によって使い分けが必要である。統計解析ソフトの利用や，Excel の関数を使いグラフ化して目視で判断する方法などがある。

② a：正規分布していれば，平均値 ± 標準偏差でデータを示すことができる。

　b：正規分布していない場合は，中央値と 25 ％値，75 ％値でデータを示す（四分位という）。

③ ② a の場合，Excel のデータ分析→ *t* 検定：一対の標本による平均の検定を使用（p. 102 の**図 8-6（B）**）。

　② b の場合は，ノンパラメトリック検定である Wilcoxon（ウィルコクスン）の順位和検定を行う（専門書参照）。

④ 検定の結果を読む（データは正規分布しているとみなして解説する）。

カルシウムの平均摂取量は教育前が 561 ± 178 mg，教育後は 644 ± 165 mg であっ

表 8-6　ある集団のカルシウム摂取量（教育前後）

教育前（mg/日）

701	635	485	711	596
826	256	274	568	656
411	493	541	487	379
423	623	345	787	565
686	508	541	525	524
579	929	184	869	719

教育後（mg/日）

820	757	631	625	556
849	678	542	879	542
462	501	673	626	785
426	344	873	655	862
635	733	414	325	831
623	500	536	877	775

た（算出には AVERAGE と STDEV.S 関数を使用）。一対の標本による平均の検定を行った結果，両側の P 値が 0.046 であった（p. 102 の**図8-6（C）**）。P 値が 5％未満であったので，教育前と後ではカルシウム摂取量に有意差が認められた（有意に増加した），という結果になる（検定を行うとき，前よりも後でデータの数値が上がること（下がること）がわかっている場合は片側検定を行うが，大抵の場合は上がるか下がるかは未知であるので，両側検定を行う）。

学会発表や学術論文などでは P＜0.05（「P 値は 5％未満であった」の意）とか，P ＝0.012 のように P 値をそのまま記載するといった表現がなされる。

以上のように，データが正規分布をしているか否かにより検定の方法が異なるが，代表値，図表の表し方も異なることに注意する。参考として，**表8-6**のデータを平均値と中央値で示し（**表8-7**），さらに図に示した（**図8-8（A）**，**図8-8（B）**）。

2）独立性の検定－Pearson（ピアソン）の χ^2（カイ二乗）検定

独立性の検定とは，「男女で朝食欠食率に違いがあるか（2行×2列の4分割表）」や「小学生と中学生と高校生では和食，洋食，中華料理の好みに違いがあるか（m 行×n 列の分割表）」など，項目間の関連性（因果関係）を調べる場合に用いる。アンケート調査でよく用いられる手法であり，集計結果を表にまとめるときに，表の列方向にくる項目を表頭，行方向にくる項目を表側と呼ぶ。また，因果関係の原因となる要素を独立変数，結果となる要素は従属変数と呼ぶ。この検定は，実測値（実際に得られたデータ）と期待値（理論的に求めたデータ）を比較し，期待値からの偏りを調べる方法である。

表8-7　ある集団のカルシウム摂取量（教育前後）

	平均値±SD（mg）	中央値（25％値，75％値）（mg）
教育前	561±178	533（486，679）
教育後	644±165	633（538，782）

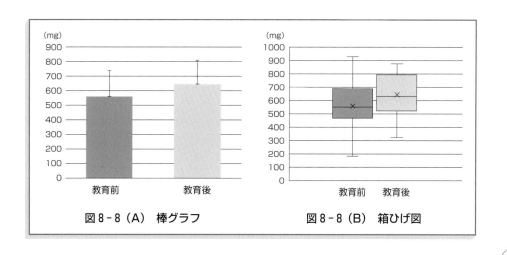

図8-8（A）　棒グラフ　　　　　図8-8（B）　箱ひげ図

　　　Fisher（フィッシャー）の直接確率計算法，Yates（イエーツ）の補正などは，サンプルサイズが小さい場合や，期待度数に5以下のセルがあるときに用いられる（専門書参照）。

事例5

　　男性40人，女性50人で構成される集団がある。牛乳が好きか嫌いかを調査したところ，好きと答えた者は男性で20人，女性で40人いた。牛乳の好き嫌いに性差がみられるか，検定を行い検証してみよう。

表8-8　男女別牛乳の嗜好状況

項　目		男　性 n=40		女　性 n=50	
		人数	%	人数	%
牛乳	好き	20	50.0	40	80.0
	嫌い	20	50.0	10	20.0

表8-9（A）　期待値の求め方

項　目		男性 n=40	女性 n=50	計
		人数	人数	
牛乳	好き	A×C/E	B×C/E	C
	嫌い	A×D/E	B×D/E	D
計		A	B	E

表8-9（B）　男女別牛乳の嗜好状況の期待値

項　目		男性 n=40	女性 n=50	計
		人数	人数	
牛乳	好き	26.7	33.3	60
	嫌い	13.3	16.7	30
計		40	50	90

表8-9（C）　男女別牛乳の嗜好状況の実測値

項　目		男性 n=40	女性 n=50	計
		人数	人数	
牛乳	好き	20	40	60
	嫌い	20	10	30
計		40	50	90

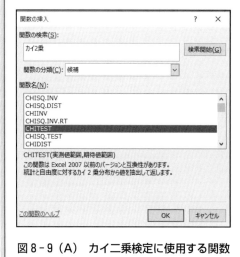

図8-9（A）　カイ二乗検定に使用する関数

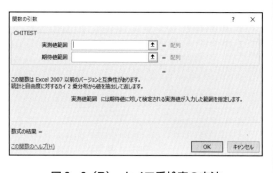

図8-9（B）　カイ二乗検定の方法

まず，男女別に牛乳が好きな人，嫌いな人の人数と割合を算出して表にまとめる（**表8-8**）。表をもとに Excel の表計算機能を使い期待値を求める（**表8-9（A）**，**表8-9（B）**）。次に，関数（CHITEST）を用いて期待値（**表8-9（B）**）と実測値（**表8-9（C）**）から有意確率を求める（**図8-9（A）**，**図8-9（B）**）と結果がセルに出力される。この場合結果は，$P = 0.0027$ となるので，牛乳の好き嫌いには有意な性差が認められた，という結果になる。

　集団としての対象者を決め，プリシード・プロシードモデルに準じた栄養教育・指導プログラムを立案し，それぞれの過程で行う評価について計画してみよう。

　個人としての対象者を決め，栄養教育・指導マネジメントサイクルに準じた栄養教育・指導プログラムを立案し，それぞれの過程で行う評価について計画してみよう。

　ある集団30人の緑黄色野菜とレチノール当量の摂取量を表に示した。それぞれの平均値を求め，度数分布表および度数分布図を作成してみよう。

緑黄色野菜およびレチノール当量摂取量

緑黄色野菜（g/日）						レチノール当量（μgRE/日）				
21	27	96	68	68		254	272	477	386	431
29	43	29	104	29		293	422	212	602	300
79	43	39	36	50		500	283	306	484	341
128	43	54	79	61		642	417	420	490	431
34	64	36	41	31		300	303	222	296	343
39	32	39	50	111		334	261	358	369	620

第9章

論文（レポート）の書き方

日ごろの栄養関連業務の中でさまざまな問題点が浮かび上がるだろう。その問題を深く解明していくのが研究である。その研究内容をまとめ報告することは大切な仕事の一部である。そこで，ここでは研究のまとめ方の基本的な手順や要領を記載する。

1 論文の構成

　論文の一般的な構成を下記に示すが，栄養学関係の学術誌に投稿する場合は，投稿規定を参照して書くのがよい。

・表　題：(テーマ，題名，題目，論題，主題)
・研究者名：
・目　次：
・緒　言：(まえがき，はじめに，序論，緒論，目的)
・研究方法：(調査対象および方法，調査方法，実験材料および方法，実験方法)
・研究結果：(調査結果，実験結果，結果)
・考　察：(論議)
・結　論：(結語，おわりに，結び)
・総　括：(要約，摘要，抄録，要旨，まとめ)
・謝　辞：
・利益相反：
・文　献：(参考文献，引用文献)

2 各項目の書き方

1）表　題

　表題は研究内容を代表する名称である。十分に検討し，もっとも適切な

ものを選ぶのがよい。次の点に留意して決定する。

- ・短く，内容が明確に表現されていること。
- ・強調したい点が簡潔に表現されていること。
- ・読者が興味や関心をもつような表現が望ましい。
- ・論文が長文になる場合や継続性をもつ場合は，第1報，第2報，その1，その2，Ⅰ，Ⅱのようにし，それぞれに副題をつけて内容を明記するとよい。

2）研究者名

次のような原則に従って書く。

- ・姓名はくずさず書くのがよい。
- ・肩書（所属機関および部署名，大学名や教室名は氏名に右上付文字[1,2]を用い，後に詳細を記載する。
- ・共同研究者名は，論文の内容について，十分に責任のある受け答えができる人にかぎる。研究材料の提供者，熱心に助手として働いてくれた人，また時々助言をくれた人たちに対しては，本文中，または最後に謝辞を述べるとよい。

3）目 次

目次は論文の内容を示すものであり，次の点に留意する。

- ・本文の初頭に本文より少し小さい書体で入れる。
- ・ページを入れる。
- ・本文の区分記号は，一般に第1章，第1節，1，（1），1），①などの順序で使われることが多い。

4）緒言（introduction）

緒言は論文のまえがきであり，研究などを志した動機について述べるものである。

何を目的としてこの研究を行い，何を明らかにしようとしているのか，問題提起は何か，研究の仮説や目的を取り上げて，またこれまでの先行研究などとの相違点は何かなどを記載するとよい。

なお，緒言は論文の全体像を予告する役割があるので，結論と並んで重要であるので，簡潔に示すのがよい。

5）研究方法（methods）

研究方法については，研究をどのように実施したのかを述べる。後に他者が追試しても再現できるものであるから，要点を落とさずに記載する。

① 対 象　性，年齢，職業，人員等，対象者の抽出方法も具体的に示す。

② 期 日　00年00月00日〜00年00月00日まで（00日間）。

③ 内容および方法　実験法，測定法，アンケートや質問法，データの収集および統計解析方法も必ず記載する。使用したコンピューターソフトウエア名も記載する。

6）研究結果（results）

研究結果は得られた事実をわかりやすく，しかも簡潔に記述する。次の順序で進めていくのがよい。

①　**結果の選択**　得た結果のうち，取り上げる部分と捨てる部分を決める。すべての結果を載せることで焦点がぼけて大切な部分が不明となり，読者の心に訴えるものがなくなることもある。

②　**表現の仕方や配列順序を考える**　表現方法には，表，グラフ，図，文章があり，視覚に訴えるものがもっとも効果的である。できるだけ表，グラフ，図によって表現し，足りない部分を文章で補う程度がよい。つまり，内容の軽重をよく考え，簡潔な表現で前後の筋が通った書き方をする。統計処理の結果も記載する。

③　**原則を守る**　結果はありのままを表現し，自分勝手にこじつけたり，事実を偽ったり，誇張するような表現を避ける。したがって，主観的判断による考えは次の考察に送るのがよい。また，実験のように，考えを入れながら進めていく研究については，結果および考察としてもよいし，方法が簡単な場合は，結果といっしょにし，実験方法および結果とすることもある。

7）考察（discussion）

研究で得られた結果に対し，種々の角度から解釈を展開する部分である。次のようなことを述べるのがよい。

- ・結果の解釈である。自分の得たデータはどのような意義があるだろうか。予測どおりのデータを得たがもっと深く探る必要性はないだろうか。
- ・なぜ，このようなデータが出たのだろう。どこに原因があったのだろう。
- ・従来の研究成果および学説および仮説との比較について筆者の主張を述べる。
- ・先人の似通った論文データと比較検討する場合は，最新情報を集める。
- ・本研究の利点や欠点および今後の課題や展望などを述べる。

8）結　論

結論は，考察でまとまった最終的な結果を述べることであり，次のような注意が必要である。

- ・長さはできるだけ短く，わかりやすく表現する。
- ・大げさすぎたり，逆に控えめすぎたりしないこと。
- ・研究結果と想像を混同しないこと。
- ・自分が行った研究結果の結論と，すでに知られている事実をはっきり区別する。
- ・無理な結論は出さない。結論が出ないときは，「次の研究を待ちたい」と結んでもよい。学術雑誌によっては，結論を総括に含めている場合もある。

9）総　括

目的，方法，結果の要点を記載する。本文を代表するものとなり，読者が本文を詳しく読むべきかどうかを判断できるような表し方でなければならない。

10）謝辞（挨拶）

論文の作成にあたり，重要な指導・助言，協力や，研究費の助成，試料などの提供を受けた場合には，その旨を記載する。つまり指導者や助言者，協力者に対し感謝の意を表す。失礼にならないよう次の事がらに注意をしなければならない。

① **謝辞の位置**　一般に結論の後に記載する。

② **用　語**　大げさ，感傷的，ていねいすぎるものはよくない。

・指導者や助言者，協力者などに対する場合：「……に感謝の意を表する」「……に深く謝意を表す」

・資料，試料の提供を受けた場合：「……の好意によるものである」

③ **順序**　2人以上の人に対して謝辞を述べる場合は，地位，年齢に関係なく，もっとも世話になった人から羅列する。

④ **敬称について**　謝辞では，教授，博士，先生などの敬称をつける。

11）利益相反

利害関係にかかわる情報を開示する。学生のレポートや卒論では必要ないが，一般的には，記入が必要になる。利益相反に該当するものがない場合は，その旨を記載する。例えば「利益相反に相当する事項はない」「筆者○○○○は，株式会社△△△△との間に利益相反を有する」のように記す。

12）文　献

文献は論文を構成するうえでもっとも重要なものであるので，慎重に選択し取り扱う。文献の記入の仕方については，本文中に引用する文献は，「　」でくくり，該当箇所に右上付文字で番号をつける。引用ではなく，内容を要約して紹介するときは，その文章の最後に右上付文字で番号をつける。論文の最後に引用，参考文献の順に一括して通し番号順に列記する。

〔単行本の記入例〕

番号，著者名，発行年，書名，発行所，発行地，西暦発行年号，引用頁（p. ○○〜○○）

〔雑誌の記入例〕

番号，著者名，論文タイトル，雑誌名，巻，論文頁(p. ○○〜○○)，西暦発行年号

13）その他

① **文章について**

・書き出し，改行の場合は1字空ける。

・文章表現は短文で表現し，文体は「である」調とする。

・あて字，誤字に気をつける。

・数字はアラビア数字（0，1，2……）を用いる。

・見出しの番号項目の順序は，第1章，1，(1)，1)，①，a，順で大項目，中項目，小項目の順で示す。

② **図表について**

・本文中に出てくる順序で図，表，写真にはそれぞれに通し番号をつける。

（図1，写真1，表1）

・図表のタイトルは，図と写真は下部に，表は上部につけるのが原則である。

・他文献から図表を用いる場合は，必ず出典先を下部に記載する。

・関口紀子他編：栄養教育論，学建書院（2014）

・齋藤禮子編：改訂栄養教育・指導演習，建帛社（2010）

・笠原賀子他編：栄養教育論，講談社サイエンティフィク（2012）

・片井加奈子他編：栄養教育論実習，講談社（2015）

・文部科学省科学技術・学術審議会資源調査分科会報告：日本食品標準成分表 2015 年版（七訂），全国官報販売協同組合（2015）

・文部科学省科学技術・学術室議会資源調査分科会報告：日本食品標準成分表 2020 年度（八訂），全国官報販売協同組合（2020）

・藤原政嘉・田中俊治・赤尾　正編：給食経営管理実習ワークブック第 3 版，みらい（2015）

・厚生労働省：乳幼児身体発育評価マニュアル（2012）

・文部科学省スポーツ・青少年局学校健康教育課監修：児童生徒等の健康診断マニュアル平成 27 年度改訂版，日本学校保健会（2015）

・佐々木雅也・栗原美香監修：栄養アセスメントの実施―身体計測の手法―，医科学出版社（2008）

・中村丁次監修：栄養アセスメントの意義―栄養状態を見極めるために―，医科学出版社（2013）

・井上善之：栄養アセスメントの活用，医科学出版社（2008）

・青柳青治・有澤正子：3　計測器具と測定方法「日本人の新身体計測基準値2001」，メディカルレビュー社（2002）

・辻　新六・有馬昌宏著：アンケート調査の方法，朝倉書店（2001）

・金田雅代他編：公衆栄養学実習，講談社（2011）

・伊藤貞嘉・佐々木敏監修：日本人の食事摂取基準2020 年版，第一出版（2020）

・聖隷三方原病院コア栄養管理チーム：栄養ケア・マネジメントマニュアル，医歯薬出版（2003）

・岸田典子・菅　淑江編著：ウエルネス栄養教育・栄養指導論第 3 版，医歯薬出版（2005）

・松月弘恵：臨床栄養臨時増刊，**101**(7)，960～967（2002）

・児島そのえ：糖尿病療養指導二頁の秘訣（春日雅人編），金原出版（2002）

・児島そのえ：食事療法指導のコツ　糖尿病の生活指導ガイドライン（梶沼　宏編），金原出版（2000）

・永野君子・南　幸・山本隆子編：アクティブ栄養教育・指導論，医歯薬出版（2003）

・岡崎光子編：栄養教育論，光生館（2003）

・緑川英子・荒川冨佐子編：バイタル栄養教育・指導論，医歯薬出版（2003）

・全国病院栄養士協議会：栄養食事指導マニュアル，第一出版（1986）

・高野　陽・高橋種昭・大江秀夫・水野清子・竹内恵子・佐藤加代子：子どもの栄養と食生活第 4 版，医歯薬出版（2005）

・糸川嘉則・岩崎良文編：臨床栄養学，南江堂（2004）

・中村丁次・外山健二・笠原賀子編著：栄養教育論，建帛社（2013）

・相川りゑ子編著：N ブックス 改訂栄養指導論，建帛社（2015）

・岡﨑光子・饗場直美編著：栄養教育論演習，建帛社（2012）

・厚生労働省：うつ病の認知療法・認知行動療法　治療者用マニュアル

・厚生労働省：うつ病の認知療法・認知行動療法（患者さんのための資料）

・松本千明：医療・保健スタッフのための健康行動理論の基礎　生活習慣病を中心に，医歯薬出版，p. 5，pp. 30～31（2002）

参考文献

112

・松本千明：やる気を引き出す8つのポイント―行動変容をうながす保健指導・患者指導，医歯薬出版（2007）
・赤松利恵・永井成美：栄養カウンセリング論，化学同人（2015）
・幣憲一郎編著：栄養指導スキルアップ（ニュートリションケア2015年春季増刊），メディカ出版（2015）
・久保克彦：実践栄養カウンセリング，メディカ出版（2014）
・柳澤厚生編著，鱸　伸子・平野美由紀：ニュートリションコーチング（臨床栄養別冊），医歯薬出版（2006）
・西垣悦代・堀　　正・原口佳典編著：コーチング心理学概論，ナカニシヤ出版，pp. 3～7（2015）
・齋藤禮子編：最新栄養指導演習，建帛社（2003）
・逸見幾代・佐藤香苗編著：改訂マスター栄養教育論，建帛社（2015）
・吉田　勉監修，土江節子編著：食物と栄養学基礎シリーズ9栄養教育論，学文社（2015）
・栗原伸一：入門統計学－検定から多変量解析・実験計画法まで－，オーム社（2012）
・向後千春・冨永敦子：統計学が分かる，技術評論社（2007）
・中村好一：基礎から学ぶ楽しい学会発表・論文執筆，医学書院（2013）
・日本栄養改善学会監修：論文の書き方・まとめ方，第一出版（2003）
・日本病態栄養学会編集：コメディカルのための論文の書き方の基礎知識，メディカルレビュー社（2010）

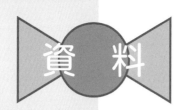

日本人の食事摂取基準（2020年版）〔抜粋〕

栄養素の指標の目的と種類

〈目 的〉 　　　　　　　　　〈指 標〉

| 摂取不足の回避 | 推定平均必要量，推奨量
*これらを推定できない場合の代替指標：目安量 |

| 過剰摂取による健康障害の回避 | 耐容上限量 |

| 生活習慣病の発症予防 | 目標量 |

※ 十分な科学的根拠がある栄養素については，左記の指標とは別に，生活習慣病の重症化予防及びフレイル予防を目的とした量を設定

基準を策定した栄養素と設定した指標[1]（1歳以上）

	栄養素		推定平均必要量 （EAR）	推奨量 （RDA）	目安量 （AI）	耐容上限量 （UL）	目標量 （DG）
	たんぱく質[2]		○b	○b	—	—	○[3]
脂 質		脂 質	—	—	—	—	○[3]
		飽和脂肪酸[4]	—	—	—	—	○[3]
		n-6系脂肪酸	—	—	○	—	—
		n-3系脂肪酸	—	—	○	—	—
		コレステロール[5]	—	—	—	—	—
炭水化物		炭水化物	—	—	—	—	○[3]
		食物繊維	—	—	—	—	○
		糖 類	—	—	—	—	—
	主要栄養素バランス[2]		—	—	—	—	○[3]
ビタミン	脂溶性	ビタミンA	○a	○a	—	○	—
		ビタミンD[2]	—	—	○	○	—
		ビタミンE	—	—	○	○	—
		ビタミンK	—	—	○	—	—
	水溶性	ビタミンB1	○c	○c	—	—	—
		ビタミンB2	○c	○c	—	—	—
		ナイアシン	○a	○a	—	○	—
		ビタミンB6	○b	○b	—	○	—
		ビタミンB12	○a	○a	—	—	—
		葉 酸	○a	○a	—	○[7]	—
		パントテン酸	—	—	○	—	—
		ビオチン	—	—	○	—	—
		ビタミンC	○x	○x	—	—	—
ミネラル	多 量	ナトリウム[6]	○a	—	—	—	○
		カリウム	—	—	○	—	○
		カルシウム	○b	○b	—	○	—
		マグネシウム	○b	○b	—	○[7]	—
		リン	—	—	○	○	—
	微 量	鉄	○x	○x	—	○	—
		亜 鉛	○b	○b	—	○	—
		銅	○b	○b	—	○	—
		マンガン	—	—	○	○	—
		ヨウ素	○a	○a	—	○	—
		セレン	○a	○a	—	○	—
		クロム	—	—	○	○	—
		モリブデン	○b	○b	—	○	—

[1] 一部の年齢区分についてだけ設定した場合も含む。
[2] フレイル予防を図る上での留意事項を表の脚注として記載。
[3] 総エネルギー摂取量に占めるべき割合（％エネルギー）。
[4] 脂質異常症の重症化予防を目的としたコレステロールの量と，トランス脂肪酸の摂取に関する参考情報を表の脚注として記載。
[5] 脂質異常症の重症化予防を目的とした量を飽和脂肪酸の表の脚注に記載。
[6] 高血圧及び慢性腎臓病（CKD）の重症化予防を目的とした量を表の脚注として記載。
[7] 通常の食品以外の食品からの摂取について定めた。
a 集団内の半数の者に不足又は欠乏の症状が現れ得る摂取量をもって推定平均必要量とした栄養素。
b 集団内の半数の者で体内量が維持される摂取量をもって推定平均必要量とした栄養素。
c 集団内の半数の者で体内量が飽和している摂取量をもって推定平均必要量とした栄養素。
x 上記以外の方法で推定平均必要量が定められた栄養素。

エネルギーの食事摂取基準：推定エネルギー必要量（kcal/日）

性　別	男　性			女　性		
身体活動レベル[1]	Ⅰ	Ⅱ	Ⅲ	Ⅰ	Ⅱ	Ⅲ
0～ 5 （月）	—	550	—	—	500	—
6～ 8 （月）	—	650	—	—	600	—
9～11 （月）	—	700	—	—	650	—
1～ 2 （歳）	—	950	—	—	900	—
3～ 5 （歳）	—	1,300	—	—	1,250	—
6～ 7 （歳）	1,350	1,550	1,750	1,250	1,450	1,650
8～ 9 （歳）	1,600	1,850	2,100	1,500	1,700	1,900
10～11 （歳）	1,950	2,250	2,500	1,850	2,100	2,350
12～14 （歳）	2,300	2,600	2,900	2,150	2,400	2,700
15～17 （歳）	2,500	2,800	3,150	2,050	2,300	2,550
18～29 （歳）	2,300	2,650	3,050	1,700	2,000	2,300
30～49 （歳）	2,300	2,700	3,050	1,750	2,050	2,350
50～64 （歳）	2,200	2,600	2,950	1,650	1,950	2,250
65～74 （歳）	2,050	2,400	2,750	1,550	1,850	2,100
75 以上 （歳）[2]	1,800	2,100		1,400	1,650	—
妊婦（付加量）[3] 初期				+50	+50	+50
中期				+250	+250	+250
後期				+450	+450	+450
授乳婦（付加量）				+350	+350	+350

[1] 身体活動レベルは、低い、ふつう、高いの3つのレベルとして、それぞれⅠ、Ⅱ、Ⅲで示した。
[2] レベルⅡは自立している者、レベルⅠは自宅にいてほとんど外出しない者に相当する。レベルⅠは高齢者施設で自立に近い状態で過ごしている者にも適用できる値である。
[3] 妊婦個々の体格や妊娠中の体重増加量および胎児の発育状況の評価を行うことが必要である。
　注1：活用に当たっては、食事摂取状況のアセスメント、体重及びBMIの把握を行い、エネルギーの過不足は、体重の変化またはBMIを用いて評価すること。
　注2：身体活動レベルⅠの場合、少ないエネルギー消費量に見合った少ないエネルギー摂取量を維持することになるため、健康の保持・増進の観点からは、身体活動量を増加させる必要がある。

身体活動レベル別にみた活動内容と活動時間の代表例

身体活動レベル[1]	低い（Ⅰ）	ふつう（Ⅱ）	高い（Ⅲ）
	1.50 (1.40～1.60)	1.75 (1.60～1.90)	2.00 (1.90～2.20)
日常生活の内容[2]	生活の大部分が座位で、静的な活動が中心の場合	座位中心の仕事だが、職場内での移動や立位での作業・接客等、あるいは通勤・買い物での歩行、家事、軽いスポーツ、のいずれかを含む場合	移動や立位の多い仕事への従事者、あるいは、スポーツ等余暇における活発な運動習慣を持っている場合
中程度の強度（3.0～5.9メッツ）の身体活動の1日当たりの合計時間（時間/日）[3]	1.65	2.06	2.53
仕事での1日当たりの合計歩行時間（時間/日）[3]	0.25	0.54	1.00

[1] 代表値。（　）内はおよその範囲。
[2] Black, et al., Ishikawa-Takata, et al. を参考に、身体活動レベル（PAL）に及ぼす職業の影響が大きいことを考慮して作成。
[3] Ishikawa-Takata, et al. による。

目標とするBMIの範囲（18歳以上）[1,2]

年齢（歳）	目標とするBMI（kg/m[2]）
18～49	18.5～24.9
50～64	20.0～24.9
65～74 [3]	21.5～24.9
75 以上 [3]	21.5～24.9

[1] 男女共通。あくまでも参考として使用すべきである。
[2] 観察疫学研究において報告された総死亡率が最も低かったBMIを基に、疾患別の発症率とBMIの関連、死因とBMIとの関連、喫煙や疾患の合併によるBMIや死亡リスクへの影響、日本人のBMIの実態に配慮し、総合的に判断し目標とする範囲を設定。
[3] 高齢者では、フレイルの予防及び生活習慣病の発症予防の両者に配慮する必要があることも踏まえ、当面目標とするBMIの範囲を21.5～24.9 kg/m[2] とした。

縦軸は、個人の場合は不足又は過剰によって健康障害が生じる確率を、集団の場合は不足状態にある人又は過剰摂取によって健康障害を生じる人の割合を示す。

不足の確率が推定平均必要量では0.5（50%）あり、推奨量では0.02～0.03（中間値として0.025）（2～3%又は2.5%）あることを示す。耐容上限量以上を摂取した場合には過剰摂取による健康障害が生じる潜在的なリスクが存在することを示す。そして、推奨量と耐容上限量との間の摂取量では、不足のリスク、過剰摂取による健康障害が生じるリスクともに0（ゼロ）に近いことを示す。

目安量については、推定平均必要量及び推奨量と一定の関係を持たない。しかし、推奨量と目安量を同時に算定することが可能であれば、目安量は推奨量よりも大きい（図では右方）と考えられるため、参考として付記した。

目標量は、ここに示す概念や方法とは異なる性質のものであることから、ここには図示できない。

食事摂取基準の各指標を理解するための概念図

資 料

たんぱく質の食事摂取基準（推定平均必要量，推奨量，目安量：g/日，目標量：%エネルギー）

性 別	男 性				女 性			
年齢等	推定平均必要量	推奨量	目安量	目標量[1]	推定平均必要量	推奨量	目安量	目標量[1]
0～ 5 （月）	―	―	10	―	―	―	10	―
6～ 8 （月）	―	―	15	―	―	―	15	―
9～11 （月）	―	―	25	―	―	―	25	―
1～ 2 （歳）	15	20	―	13～20	15	20	―	13～20
3～ 5 （歳）	20	25	―	13～20	20	25	―	13～20
6～ 7 （歳）	25	30	―	13～20	25	30	―	13～20
8～ 9 （歳）	30	40	―	13～20	30	40	―	13～20
10～11 （歳）	40	45	―	13～20	40	50	―	13～20
12～14 （歳）	50	60	―	13～20	45	55	―	13～20
15～17 （歳）	50	65	―	13～20	45	55	―	13～20
18～29 （歳）	50	65	―	13～20	40	50	―	13～20
30～49 （歳）	50	65	―	13～20	40	50	―	13～20
50～64 （歳）	50	65	―	14～20	40	50	―	14～20
65～74 （歳）[2]	50	60	―	15～20	40	50	―	15～20
75 以上 （歳）[2]	50	60	―	15～20	40	50	―	15～20
妊婦（付加量）初期					+0	+0	―	―[3]
中期					+5	+5	―	―[3]
後期					+20	+25	―	―[4]
授乳婦（付加量）					+15	+20	―	―[4]

[1] 範囲に関しては，おおむねの値を示したものであり，弾力的に運用すること。
[2] 65歳以上の高齢者について，フレイル予防を目的とした量を定めることは難しいが，身長・体重が参照体位に比べて小さい者や，特に75歳以上であって加齢に伴い身体活動量が大きく低下した者など，必要エネルギー摂取量が低い者では，下限が推奨量を下回る場合があり得る。この場合でも，下限は推奨量以上とすることが望ましい。
[3] 妊婦（初期・中期）の目標量は，13～20%エネルギーとした。
[4] 妊婦（後期）及び授乳婦の目標量は，15～20%エネルギーとした。

脂質の食事摂取基準

	脂 質（脂質の総エネルギーに占める割合（脂肪エネルギー比率）：%エネルギー）				飽和脂肪酸[1,2]（%エネルギー）		n-6系脂肪酸（g/日）		n-3系脂肪酸（g/日）	
性 別	男 性		女 性		男 性	女 性	男 性	女 性	男 性	女 性
年齢等	目安量	目標量[1]	目安量	目標量[1]	目標量	目標量	目安量	目安量	目安量	目安量
0～ 5 （月）	50	―	50	―	―	―	4	4	0.9	0.9
6～11 （月）	40	―	40	―	―	―	4	4	0.8	0.8
1～ 2 （歳）	―	20～30	―	20～30	―	―	4	4	0.7	0.8
3～ 5 （歳）	―	20～30	―	20～30	10以下	10以下	6	6	1.1	1.0
6～ 7 （歳）	―	20～30	―	20～30	10以下	10以下	8	7	1.5	1.3
8～ 9 （歳）	―	20～30	―	20～30	10以下	10以下	8	7	1.5	1.3
10～11 （歳）	―	20～30	―	20～30	10以下	10以下	10	8	1.6	1.6
12～14 （歳）	―	20～30	―	20～30	10以下	10以下	11	9	1.9	1.6
15～17 （歳）	―	20～30	―	20～30	8以下	8以下	13	9	2.1	1.6
18～29 （歳）	―	20～30	―	20～30	7以下	7以下	11	8	2.0	1.6
30～49 （歳）	―	20～30	―	20～30	7以下	7以下	10	8	2.0	1.6
50～64 （歳）	―	20～30	―	20～30	7以下	7以下	10	8	2.2	1.9
65～74 （歳）	―	20～30	―	20～30	7以下	7以下	9	8	2.2	2.0
75 以上 （歳）	―	20～30	―	20～30	7以下	7以下	8	7	2.1	1.8
妊 婦			―	20～30		7以下		9		1.6
授乳婦			―	20～30		7以下		10		1.8

[1] 範囲に関しては，おおむねの値を示したものである。

[1] 飽和脂肪酸と同じく，脂質異常症及び循環器疾患に関与する栄養素としてコレステロールがある。コレステロールに目標量は設定しないが，これは許容される摂取量に上限が存在しないことを保証するものではない。また，脂質異常症の重症化予防の目的からは，200 mg/日未満に留めることが望ましい。
[2] 飽和脂肪酸と同じく，冠動脈疾患に関与する栄養素としてトランス脂肪酸がある。日本人の大多数は，トランス脂肪酸に関する世界保健機関（WHO）の目標（1%エネルギー未満）を下回っており，トランス脂肪酸の摂取による健康への影響は，飽和脂肪酸の摂取によるものと比べて小さいと考えられる。ただし，脂質に偏った食事をしている者では，留意する必要がある。トランス脂肪酸は人体にとって不可欠な栄養素ではなく，健康の保持・増進を図る上で積極的な摂取は勧められないことから，その摂取量は1%エネルギー未満に留めることが望ましく，1%エネルギー未満でもできるだけ低く留めることが望ましい。

炭水化物の食事摂取基準

性 別	炭水化物（%エネルギー）		食物繊維（g/日）	
	男 性	女 性	男 性	女 性
年齢等	目標量[1,2]	目標量[1,2]	目標量	目標量
0〜 5 （月）	—	—	—	—
6〜11 （月）	—	—	—	—
1〜 2 （歳）	50〜65	50〜65	—	—
3〜 5 （歳）	50〜65	50〜65	8以上	8以上
6〜 7 （歳）	50〜65	50〜65	10以上	10以上
8〜 9 （歳）	50〜65	50〜65	11以上	11以上
10〜11 （歳）	50〜65	50〜65	13以上	13以上
12〜14 （歳）	50〜65	50〜65	17以上	17以上
15〜17 （歳）	50〜65	50〜65	19以上	18以上
18〜29 （歳）	50〜65	50〜65	21以上	18以上
30〜49 （歳）	50〜65	50〜65	21以上	18以上
50〜64 （歳）	50〜65	50〜65	21以上	18以上
65〜74 （歳）	50〜65	50〜65	20以上	17以上
75以上 （歳）	50〜65	50〜65	20以上	17以上
妊 婦		—		18以上
授乳婦		—		18以上

[1] 範囲については、おおむねの値を示したものである。
[2] アルコールを含む。ただし、アルコールの摂取を勧めるものではない。

エネルギー産生栄養素バランス（%エネルギー）

性 別	男 性				女 性			
	目標量[1,2]				目標量[1,2]			
年齢等	たんぱく質[3]	脂 質[4]		炭水化物[5,6]	たんぱく質[3]	脂 質[4]		炭水化物[5,6]
		脂 質	飽和脂肪酸			脂 質	飽和脂肪酸	
0〜11 （月）	—	—	—	—	—	—	—	—
1〜 2 （歳）	13〜20	20〜30	—	50〜65	13〜20	20〜30	—	50〜65
3〜 5 （歳）	13〜20	20〜30	10以下	50〜65	13〜20	20〜30	10以下	50〜65
6〜 7 （歳）	13〜20	20〜30	10以下	50〜65	13〜20	20〜30	10以下	50〜65
8〜 9 （歳）	13〜20	20〜30	10以下	50〜65	13〜20	20〜30	10以下	50〜65
10〜11 （歳）	13〜20	20〜30	10以下	50〜65	13〜20	20〜30	10以下	50〜65
12〜14 （歳）	13〜20	20〜30	10以下	50〜65	13〜20	20〜30	10以下	50〜65
15〜17 （歳）	13〜20	20〜30	8以下	50〜65	13〜20	20〜30	8以下	50〜65
18〜29 （歳）	13〜20	20〜30	7以下	50〜65	13〜20	20〜30	7以下	50〜65
30〜49 （歳）	13〜20	20〜30	7以下	50〜65	13〜20	20〜30	7以下	50〜65
50〜64 （歳）	14〜20	20〜30	7以下	50〜65	14〜20	20〜30	7以下	50〜65
65〜74 （歳）	15〜20	20〜30	7以下	50〜65	15〜20	20〜30	7以下	50〜65
75以上 （歳）	15〜20	20〜30	7以下	50〜65	15〜20	20〜30	7以下	50〜65
妊婦　初期					13〜20			
中期					13〜20	20〜30	7以下	50〜65
後期					15〜20			
授乳婦					15〜20			

[1] 必要なエネルギー量を確保した上でのバランスとすること。
[2] 範囲に関しては、おおむねの値を示したものであり、弾力的に運用すること。
[3] 65歳以上の高齢者について、フレイル予防を目的とした量を定めることは難しいが、身長・体重が参照体位に比べて小さい者や、特に75歳以上であって加齢に伴い身体活動量が大きく低下した者など、必要エネルギー摂取量が低い者では、下限が推奨量を下回る場合があり得る。この場合でも、下限は推奨量以上とすることが望ましい。
[4] 脂質については、その構成成分である飽和脂肪酸など、質への配慮を十分に行う必要がある。
[5] アルコールを含む。ただし、アルコールの摂取を勧めるものではない。
[6] 食物繊維の目標量を十分に注意すること。

脂溶性ビタミンの食事摂取基準

性別	ビタミンA（μgRAE/日）[1]							
	男性				女性			
年齢等	推定平均必要量[2]	推奨量[2]	目安量[3]	耐容上限量[3]	推定平均必要量[2]	推奨量[2]	目安量[3]	耐容上限量[3]
0〜5（月）	—	—	300	600	—	—	300	600
6〜11（月）	—	—	400	600	—	—	400	600
1〜2（歳）	300	400	—	600	250	350	—	600
3〜5（歳）	350	450	—	700	350	500	—	850
6〜7（歳）	300	400	—	950	300	400	—	1,200
8〜9（歳）	350	500	—	1,200	350	500	—	1,500
10〜11（歳）	450	600	—	1,500	400	600	—	1,900
12〜14（歳）	550	800	—	2,100	500	700	—	2,500
15〜17（歳）	650	900	—	2,500	500	650	—	2,800
18〜29（歳）	600	850	—	2,700	450	650	—	2,700
30〜49（歳）	650	900	—	2,700	500	700	—	2,700
50〜64（歳）	650	900	—	2,700	500	700	—	2,700
65〜74（歳）	600	850	—	2,700	500	700	—	2,700
75以上（歳）	550	800	—	2,700	450	650	—	2,700
妊婦（付加量）初期					+0	+0	—	—
中期					+0	+0	—	—
後期					+60	+80	—	—
授乳婦（付加量）					+300	+450	—	—

[1] レチノール活性当量（μgRAE）＝レチノール（μg）＋β-カロテン（μg）×1/12＋α-カロテン（μg）×1/24＋β-クリプトキサンチン（μg）×1/24＋
　その他のプロビタミンAカロテノイド（μg）×1/24
[2] プロビタミンAカロテノイドを含む。
[3] プロビタミンAカロテノイドを含まない。

性別	ビタミンD（μg/日）[1]				ビタミンE（mg/日）[1]				ビタミンK（μg/日）	
	男性		女性		男性		女性		男性	女性
年齢等	目安量	耐容上限量	目安量	耐容上限量	目安量	耐容上限量	目安量	耐容上限量	目安量	目安量
0〜5（月）	5.0	25	5.0	25	3.0	—	3.0	—	4	4
6〜11（月）	5.0	25	5.0	25	4.0	—	4.0	—	7	7
1〜2（歳）	3.0	20	3.5	20	3.0	150	3.0	150	50	60
3〜5（歳）	3.5	30	4.0	30	4.0	200	4.0	200	60	70
6〜7（歳）	4.5	30	5.0	30	5.0	300	5.0	300	80	90
8〜9（歳）	5.0	40	6.0	40	5.0	350	5.0	350	90	110
10〜11（歳）	6.5	60	8.0	60	5.5	450	5.5	450	110	140
12〜14（歳）	8.0	90	9.5	80	6.5	650	6.0	600	140	170
15〜17（歳）	9.0	90	8.5	90	7.0	750	5.5	650	160	150
18〜29（歳）	8.5	100	8.5	100	6.0	850	5.0	650	150	150
30〜49（歳）	8.5	100	8.5	100	6.0	900	5.5	700	150	150
50〜64（歳）	8.5	100	8.5	100	7.0	850	6.0	700	150	150
65〜74（歳）	8.5	100	8.5	100	7.0	850	6.5	650	150	150
75以上（歳）	8.5	100	8.5	100	6.5	750	6.0	650	150	150
妊婦			8.5	—			6.5	—		150
授乳婦			8.5	—			7.0	—		150

[1] 日照により皮膚でビタミンDが産生されることを踏まえ、フレイル予防を図る者はもとより、全年齢区分を通じて、日常生活において可能な範囲内での適度な日光浴を心掛けるとともに、ビタミンDの摂取については、日照時間も考慮に入れることが重要である。

[1] α-トコフェロールについて算定した。α-トコフェロール以外のビタミンEは含んでいない。

水溶性ビタミンの食事摂取基準

性　別	ビタミン B$_1$ （mg/日）[1,2]						ビタミン B$_2$ （mg/日）[1]					
	男　性			女　性			男　性			女　性		
年齢等	推定平均必要量	推奨量	目安量	推定平均必要量	推奨量	目安量	推定平均必要量	推奨量	目安量	推定平均必要量	推奨量	目安量
0～ 5 （月）	—	—	0.1	—	—	0.1	—	—	0.3	—	—	0.3
6～11 （月）	—	—	0.2	—	—	0.2	—	—	0.4	—	—	0.4
1～ 2 （歳）	0.4	0.5	—	0.4	0.5	—	0.5	0.6	—	0.5	0.5	—
3～ 5 （歳）	0.6	0.7	—	0.6	0.7	—	0.7	0.8	—	0.6	0.8	—
6～ 7 （歳）	0.7	0.8	—	0.7	0.8	—	0.8	0.9	—	0.7	0.9	—
8～ 9 （歳）	0.8	1.0	—	0.8	0.9	—	0.9	1.1	—	0.9	1.0	—
10～11 （歳）	1.0	1.2	—	0.9	1.1	—	1.1	1.4	—	1.0	1.3	—
12～14 （歳）	1.2	1.4	—	1.1	1.3	—	1.3	1.6	—	1.2	1.4	—
15～17 （歳）	1.3	1.5	—	1.0	1.2	—	1.4	1.7	—	1.2	1.4	—
18～29 （歳）	1.2	1.4	—	0.9	1.1	—	1.3	1.6	—	1.0	1.2	—
30～49 （歳）	1.2	1.4	—	0.9	1.1	—	1.3	1.6	—	1.0	1.2	—
50～64 （歳）	1.1	1.3	—	0.9	1.1	—	1.2	1.5	—	1.0	1.2	—
65～74 （歳）	1.1	1.3	—	0.9	1.1	—	1.2	1.5	—	1.0	1.2	—
75 以上 （歳）	1.0	1.2	—	0.8	0.9	—	1.1	1.3	—	0.9	1.0	—
妊 婦 （付加量）				+0.2	+0.2	—				+0.2	+0.3	—
授乳婦 （付加量）				+0.2	+0.2	—				+0.5	+0.6	—

[1] チアミン塩化物塩酸塩（分子量＝337.3）の重量として示した。
[2] 身体活動レベルⅡの推定エネルギー必要量を用いて算定した。
特記事項：推定平均必要量は，ビタミン B$_1$ の欠乏症である脚気を予防するに足る最小必要量からではなく，尿中にビタミン B$_1$ の排泄量が増大し始める摂取量（体内飽和量）から算定。

[1] 身体活動レベルⅡの推定エネルギー必要量を用いて算定した。
特記事項：推定平均必要量は，ビタミン B$_2$ の欠乏症である口唇炎，口角炎，舌炎などの皮膚炎を予防するに足る最小必要量からではなく，尿中にビタミン B$_2$ の排泄量が増大し始める摂取量（体内飽和量）から算定。

性　別	ナイアシン （mgNE/日）[1,2]							
	男　性				女　性			
年齢等	推定平均必要量	推奨量	目安量	耐容上限量[3]	推定平均必要量	推奨量	目安量	耐容上限量[3]
0～ 5 （月）[4]	—	—	2	—	—	—	2	—
6～11 （月）	—	—	3	—	—	—	3	—
1～ 2 （歳）	5	6	—	60 (15)	4	5	—	60 (15)
3～ 5 （歳）	6	8	—	80 (20)	6	7	—	80 (20)
6～ 7 （歳）	7	9	—	100 (30)	7	8	—	100 (30)
8～ 9 （歳）	9	11	—	150 (35)	8	10	—	150 (35)
10～11 （歳）	11	13	—	200 (45)	10	10	—	150 (45)
12～14 （歳）	12	15	—	250 (60)	12	14	—	250 (60)
15～17 （歳）	14	17	—	300 (70)	11	13	—	250 (65)
18～29 （歳）	13	15	—	300 (80)	9	11	—	250 (65)
30～49 （歳）	13	15	—	350 (85)	10	12	—	250 (65)
50～64 （歳）	12	14	—	350 (85)	9	11	—	250 (65)
65～74 （歳）	12	14	—	300 (80)	9	11	—	250 (65)
75 以上 （歳）	11	13	—	300 (75)	9	10	—	250 (60)
妊 婦 （付加量）					+0	+0	—	—
授乳婦 （付加量）					+3	+3	—	—

[1] ナイアシン当量（NE）＝ナイアシン＋1/60 トリプトファンで示した。
[2] 身体活動レベルⅡの推定エネルギー必要量を用いて算定した。
[3] ニコチンアミドの重量（mg/日），（　）内はニコチン酸の重量（mg/日）。
[4] 単位は mg/日。

水溶性ビタミンの食事摂取基準

性　別	ビタミン B6（mg/日）[1]								ビタミン B12（μg/日）[1]					
	男　性				女　性				男　性			女　性		
年齢等	推定平均必要量	推奨量	目安量	耐容上限量[2]	推定平均必要量	推奨量	目安量	耐容上限量[2]	推定平均必要量	推奨量	目安量	推定平均必要量	推奨量	目安量
0〜 5 （月）	—	—	0.2	—	—	—	0.2	—	—	—	0.4	—	—	0.4
6〜11 （月）	—	—	0.3	—	—	—	0.3	—	—	—	0.5	—	—	0.5
1〜 2 （歳）	0.4	0.5	—	10	0.4	0.5	—	10	0.8	0.9	—	0.8	0.9	—
3〜 5 （歳）	0.5	0.6	—	15	0.5	0.6	—	15	0.9	1.1	—	0.9	1.1	—
6〜 7 （歳）	0.7	0.8	—	20	0.6	0.7	—	20	1.1	1.3	—	1.1	1.3	—
8〜 9 （歳）	0.8	0.9	—	25	0.8	0.9	—	25	1.3	1.6	—	1.3	1.6	—
10〜11 （歳）	1.0	1.1	—	30	1.0	1.1	—	30	1.6	1.9	—	1.6	1.9	—
12〜14 （歳）	1.2	1.4	—	40	1.0	1.3	—	40	2.0	2.4	—	2.0	2.4	—
15〜17 （歳）	1.2	1.5	—	50	1.0	1.3	—	45	2.0	2.4	—	2.0	2.4	—
18〜29 （歳）	1.1	1.4	—	55	1.0	1.1	—	45	2.0	2.4	—	2.0	2.4	—
30〜49 （歳）	1.1	1.4	—	60	1.0	1.1	—	45	2.0	2.4	—	2.0	2.4	—
50〜64 （歳）	1.1	1.4	—	55	1.0	1.1	—	45	2.0	2.4	—	2.0	2.4	—
65〜74 （歳）	1.1	1.4	—	50	1.0	1.1	—	40	2.0	2.4	—	2.0	2.4	—
75以上 （歳）	1.1	1.4	—	50	1.0	1.1	—	40	2.0	2.4	—	2.0	2.4	—
妊　婦（付加量）					+0.2	+0.2	—	—				+0.3	+0.4	—
授乳婦（付加量）					+0.3	+0.3	—	—				+0.7	+0.8	—

[1] たんぱく質の推奨量を用いて算定した（妊婦・授乳婦の付加量は除く）。
[2] ピリドキシン（分子量＝169.2）の重量として示した。

[1] シアノコバラミン（分子量＝1,355.37）の重量として示した。

性　別	葉酸（μg/日）[1]							
	男　性				女　性			
年齢等	推定平均必要量	推奨量	目安量	耐容上限量[2]	推定平均必要量	推奨量	目安量	耐容上限量[2]
0〜 5 （月）	—	—	40	—	—	—	40	—
6〜11 （月）	—	—	60	—	—	—	60	—
1〜 2 （歳）	80	90	—	200	90	90	—	200
3〜 5 （歳）	90	110	—	300	90	110	—	300
6〜 7 （歳）	110	140	—	400	110	140	—	400
8〜 9 （歳）	130	160	—	500	130	160	—	500
10〜11 （歳）	160	190	—	700	160	190	—	700
12〜14 （歳）	200	240	—	900	200	240	—	900
15〜17 （歳）	220	240	—	900	200	240	—	900
18〜29 （歳）	200	240	—	900	200	240	—	900
30〜49 （歳）	200	240	—	1,000	200	240	—	1,000
50〜64 （歳）	200	240	—	1,000	200	240	—	1,000
65〜74 （歳）	200	240	—	900	200	240	—	900
75以上 （歳）	200	240	—	900	200	240	—	900
妊　婦（付加量）[3,4]					+200	+240	—	—
授乳婦（付加量）					+80	+100	—	—

[1] プテロイルモノグルタミン酸（分子量＝441.40）の重量として示した。
[2] 通常の食品以外の食品に含まれる葉酸（狭義の葉酸）に適用する。
[3] 妊娠を計画している女性，妊娠の可能性がある女性及び妊娠初期の妊婦は，胎児の神経管閉鎖障害のリスク低減のために，通常の食品以外の食品に含まれる葉酸（狭義の葉酸）を 400 μg/日摂取することが望まれる。
[4] 付加量は，中期及び後期にのみ設定した。

水溶性ビタミンの食事摂取基準

	パントテン酸 (mg/日)		ビオチン (μg/日)	
性　別	男　性	女　性	男　性	女　性
年齢等	目安量	目安量	目安量	目安量
0〜 5 （月）	4	4	4	4
6〜11 （月）	5	5	5	5
1〜 2 （歳）	3	4	20	20
3〜 5 （歳）	4	4	20	20
6〜 7 （歳）	5	5	30	30
8〜 9 （歳）	6	5	30	30
10〜11 （歳）	6	6	40	40
12〜14 （歳）	7	6	50	50
15〜17 （歳）	7	6	50	50
18〜29 （歳）	5	5	50	50
30〜49 （歳）	5	5	50	50
50〜64 （歳）	6	5	50	50
65〜74 （歳）	6	5	50	50
75 以上 （歳）	6	5	50	50
妊　婦		5		50
授乳婦		6		50

	ビタミンC (mg/日)[1]					
性　別	男　性			女　性		
年齢等	推定平均必要量	推奨量	目安量	推定平均必要量	推奨量	目安量
0〜 5 （月）	—	—	40	—	—	40
6〜11 （月）	—	—	40	—	—	40
1〜 2 （歳）	35	40	—	35	40	—
3〜 5 （歳）	40	50	—	40	50	—
6〜 7 （歳）	50	60	—	50	60	—
8〜 9 （歳）	60	70	—	60	70	—
10〜11 （歳）	70	85	—	70	85	—
12〜14 （歳）	85	100	—	85	100	—
15〜17 （歳）	85	100	—	85	100	—
18〜29 （歳）	85	100	—	85	100	—
30〜49 （歳）	85	100	—	85	100	—
50〜64 （歳）	85	100	—	85	100	—
65〜74 （歳）	80	100	—	80	100	—
75 以上 （歳）	80	100	—	80	100	—
妊　婦 （付加量）				+10	+10	—
授乳婦 （付加量）				+40	+45	—

[1] L-アスコルビン酸（分子量＝176.12）の重量で示した。
特記事項：推定平均必要量は，ビタミンCの欠乏症である壊血病を予防するに足る最小量からではなく，心臓血管系の疾病予防効果及び抗酸化作用の観点から算定。

多量ミネラルの食事摂取基準

	ナトリウム (mg/日, （ ）は食塩相当量 [g/日])[1]						カリウム (mg/日)			
性　別	男　性			女　性			男　性		女　性	
年齢等	推定平均必要量	目安量	目標量	推定平均必要量	目安量	目標量	目安量	目標量	目安量	目標量
0〜 5 （月）	—	100 (0.3)	—	—	100 (0.3)	—	400	—	400	—
6〜11 （月）	—	600 (1.5)	—	—	600 (1.5)	—	700	—	700	—
1〜 2 （歳）	—	—	(3.0 未満)	—	—	(3.0 未満)	900	—	900	—
3〜 5 （歳）	—	—	(3.5 未満)	—	—	(3.5 未満)	1,000	1,400 以上	1,000	1,400 以上
6〜 7 （歳）	—	—	(4.5 未満)	—	—	(4.5 未満)	1,300	1,800 以上	1,200	1,800 以上
8〜 9 （歳）	—	—	(5.0 未満)	—	—	(5.0 未満)	1,500	2,000 以上	1,500	2,000 以上
10〜11 （歳）	—	—	(6.0 未満)	—	—	(6.0 未満)	1,800	2,200 以上	1,800	2,000 以上
12〜14 （歳）	—	—	(7.0 未満)	—	—	(6.5 未満)	2,300	2,400 以上	1,900	2,400 以上
15〜17 （歳）	—	—	(7.5 未満)	—	—	(6.5 未満)	2,700	3,000 以上	2,000	2,600 以上
18〜29 （歳）	600 (1.5)	—	(7.5 未満)	600 (1.5)	—	(6.5 未満)	2,500	3,000 以上	2,000	2,600 以上
30〜49 （歳）	600 (1.5)	—	(7.5 未満)	600 (1.5)	—	(6.5 未満)	2,500	3,000 以上	2,000	2,600 以上
50〜64 （歳）	600 (1.5)	—	(7.5 未満)	600 (1.5)	—	(6.5 未満)	2,500	3,000 以上	2,000	2,600 以上
65〜74 （歳）	600 (1.5)	—	(7.5 未満)	600 (1.5)	—	(6.5 未満)	2,500	3,000 以上	2,000	2,600 以上
75 以上 （歳）	600 (1.5)	—	(7.5 未満)	600 (1.5)	—	(6.5 未満)	2,500	3,000 以上	2,000	2,600 以上
妊　婦				600 (1.5)	—	(6.5 未満)			2,000	2,600 以上
授乳婦				600 (1.5)	—	(6.5 未満)			2,200	2,600 以上

[1] 高血圧及び慢性腎臓病（CKD）の重症化予防のための食塩相当量の量は，男女とも 6.0 g/日未満とした。

資　料

多量ミネラルの食事摂取基準

カルシウム（mg/日）

性　別	男　性				女　性			
年齢等	推定平均必要量	推奨量	目安量	耐容上限量	推定平均必要量	推奨量	目安量	耐容上限量
0～5　（月）	—	—	200	—	—	—	200	—
6～11（月）	—	—	250	—	—	—	250	—
1～2　（歳）	350	450	—	—	350	400	—	—
3～5　（歳）	500	600	—	—	450	550	—	—
6～7　（歳）	500	600	—	—	450	550	—	—
8～9　（歳）	550	650	—	—	600	750	—	—
10～11（歳）	600	700	—	—	600	750	—	—
12～14（歳）	850	1,000	—	—	700	800	—	—
15～17（歳）	650	800	—	—	550	650	—	—
18～29（歳）	650	800	—	2,500	550	650	—	2,500
30～49（歳）	600	750	—	2,500	550	650	—	2,500
50～64（歳）	600	750	—	2,500	550	650	—	2,500
65～74（歳）	600	750	—	2,500	550	650	—	2,500
75以上（歳）	600	700	—	2,500	500	600	—	2,500
妊婦（付加量）					+0	+0	—	—
授乳婦（付加量）					+0	+0	—	—

マグネシウム（mg/日）

性　別	男　性				女　性			
年齢等	推定平均必要量	推奨量	目安量	耐容上限量[1]	推定平均必要量	推奨量	目安量	耐容上限量[1]
0～5　（月）	—	—	20	—	—	—	20	—
6～11（月）	—	—	60	—	—	—	60	—
1～2　（歳）	60	70	—	—	60	70	—	—
3～5　（歳）	80	100	—	—	80	100	—	—
6～7　（歳）	110	130	—	—	110	130	—	—
8～9　（歳）	140	170	—	—	140	160	—	—
10～11（歳）	180	210	—	—	180	220	—	—
12～14（歳）	250	290	—	—	240	290	—	—
15～17（歳）	300	360	—	—	260	310	—	—
18～29（歳）	280	340	—	—	230	270	—	—
30～49（歳）	310	370	—	—	240	290	—	—
50～64（歳）	310	370	—	—	240	290	—	—
65～74（歳）	290	350	—	—	230	280	—	—
75以上（歳）	270	320	—	—	220	260	—	—
妊　婦（付加量）					+30	+40	—	—
授乳婦（付加量）					+0	+0	—	—

リン（mg/日）

性　別	男　性		女　性	
年齢等	目安量	耐容上限量	目安量	耐容上限量
0～5　（月）	120	—	120	—
6～11（月）	260	—	260	—
1～2　（歳）	500	—	500	—
3～5　（歳）	700	—	700	—
6～7　（歳）	900	—	800	—
8～9　（歳）	1,000	—	1,000	—
10～11（歳）	1,100	—	1,000	—
12～14（歳）	1,200	—	1,000	—
15～17（歳）	1,200	—	900	—
18～29（歳）	1,000	3,000	800	3,000
30～49（歳）	1,000	3,000	800	3,000
50～64（歳）	1,000	3,000	800	3,000
65～74（歳）	1,000	3,000	800	3,000
75以上（歳）	1,000	3,000	800	3,000
妊　婦			800	—
授乳婦			800	—

[1] 通常の食品以外からの摂取量の耐容上限量は、成人の場合350 mg/日、小児では5 mg/kg体重/日とした。それ以外の通常の食品からの摂取の場合、耐容上限量は設定しない。

微量ミネラルの食事摂取基準

鉄（mg/日）

性　別	男　性				女　性					
年齢等	推定平均必要量	推奨量	目安量	耐容上限量	月経なし		月経あり		目安量	耐容上限量
					推定平均必要量	推奨量	推定平均必要量	推奨量		
0～5　（月）	—	—	0.5	—	—	—	—	—	0.5	—
6～11（月）	3.5	5.0	—	—	3.5	4.5	—	—	—	—
1～2　（歳）	3.0	4.5	—	25	3.0	4.5	—	—	—	20
3～5　（歳）	4.0	5.5	—	25	4.0	5.5	—	—	—	25
6～7　（歳）	5.0	5.5	—	30	4.5	5.5	—	—	—	30
8～9　（歳）	6.0	7.0	—	35	6.0	7.5	—	—	—	35
10～11（歳）	7.0	8.5	—	35	7.0	8.5	10.0	12.0	—	35
12～14（歳）	8.0	10.0	—	40	7.0	8.5	10.0	12.0	—	40
15～17（歳）	8.0	10.0	—	50	5.5	7.0	8.5	10.5	—	40
18～29（歳）	6.5	7.5	—	50	5.5	6.5	8.5	10.5	—	40
30～49（歳）	6.5	7.5	—	50	5.5	6.5	9.0	10.5	—	40
50～64（歳）	6.5	7.5	—	50	5.5	6.5	9.0	11.0	—	40
65～74（歳）	6.0	7.5	—	50	5.0	6.0	—	—	—	40
75以上（歳）	6.0	7.0	—	50	5.0	6.0	—	—	—	40
妊婦（付加量）初期					+2.0	+2.5	—	—	—	—
中期・後期					+8.0	+9.5	—	—	—	—
授乳婦（付加量）					+2.0	+2.5	—	—	—	—

微量ミネラルの食事摂取基準

亜　鉛（mg/日）

性　別	男　性				女　性			
年齢等	推定平均必要量	推奨量	目安量	耐容上限量	推定平均必要量	推奨量	目安量	耐容上限量
0～ 5 （月）	—	—	2	—	—	—	2	—
6～11 （月）	—	—	3	—	—	—	3	—
1～ 2 （歳）	3	3	—	—	2	3	—	—
3～ 5 （歳）	3	4	—	—	3	3	—	—
6～ 7 （歳）	4	5	—	—	3	4	—	—
8～ 9 （歳）	5	6	—	—	4	5	—	—
10～11 （歳）	6	7	—	—	5	6	—	—
12～14 （歳）	9	10	—	—	7	8	—	—
15～17 （歳）	10	12	—	—	7	8	—	—
18～29 （歳）	9	11	—	40	7	8	—	35
30～49 （歳）	9	11	—	45	7	8	—	35
50～64 （歳）	9	11	—	45	7	8	—	35
65～74 （歳）	9	11	—	40	7	8	—	35
75 以上（歳）	9	10	—	40	6	8	—	30
妊婦（付加量）					+1	+2	—	—
授乳婦（付加量）					+3	+4	—	—

銅（mg/日）

性　別	男　性				女　性			
年齢等	推定平均必要量	推奨量	目安量	耐容上限量	推定平均必要量	推奨量	目安量	耐容上限量
0～ 5 （月）	—	—	0.3	—	—	—	0.3	—
6～11 （月）	—	—	0.3	—	—	—	0.3	—
1～ 2 （歳）	0.3	0.3	—	—	0.2	0.3	—	—
3～ 5 （歳）	0.3	0.4	—	—	0.3	0.3	—	—
6～ 7 （歳）	0.4	0.4	—	—	0.4	0.4	—	—
8～ 9 （歳）	0.4	0.5	—	—	0.4	0.5	—	—
10～11 （歳）	0.5	0.6	—	—	0.5	0.6	—	—
12～14 （歳）	0.7	0.8	—	—	0.6	0.8	—	—
15～17 （歳）	0.8	0.9	—	—	0.6	0.7	—	—
18～29 （歳）	0.7	0.9	—	7	0.6	0.7	—	7
30～49 （歳）	0.7	0.9	—	7	0.6	0.7	—	7
50～64 （歳）	0.7	0.9	—	7	0.6	0.7	—	7
65～74 （歳）	0.7	0.9	—	7	0.6	0.7	—	7
75 以上（歳）	0.7	0.8	—	7	0.6	0.7	—	7
妊婦（付加量）					+0.1	+0.1	—	—
授乳婦（付加量）					+0.5	+0.6	—	—

マンガン（mg/日）

性　別	男　性		女　性	
年齢等	目安量	耐容上限量	目安量	耐容上限量
0～ 5 （月）	0.01	—	0.01	—
6～11 （月）	0.5	—	0.5	—
1～ 2 （歳）	1.5	—	1.5	—
3～ 5 （歳）	1.5	—	1.5	—
6～ 7 （歳）	2.0	—	2.0	—
8～ 9 （歳）	2.5	—	2.5	—
10～11 （歳）	3.0	—	3.0	—
12～14 （歳）	4.0	—	4.0	—
15～17 （歳）	4.5	—	3.5	—
18～29 （歳）	4.0	11	3.5	11
30～49 （歳）	4.0	11	3.5	11
50～64 （歳）	4.0	11	3.5	11
65～74 （歳）	4.0	11	3.5	11
75 以上（歳）	4.0	11	3.5	11
妊　婦			3.5	—
授乳婦			3.5	—

ヨウ素（μg/日）

性　別	男　性				女　性			
年齢等	推定平均必要量	推奨量	目安量	耐容上限量	推定平均必要量	推奨量	目安量	耐容上限量
0～ 5 （月）	—	—	100	250	—	—	100	250
6～11 （月）	—	—	130	250	—	—	130	250
1～ 2 （歳）	35	50	—	300	35	50	—	300
3～ 5 （歳）	45	60	—	400	45	60	—	400
6～ 7 （歳）	55	75	—	550	55	75	—	550
8～ 9 （歳）	65	90	—	700	65	90	—	700
10～11 （歳）	80	110	—	900	80	110	—	900
12～14 （歳）	95	140	—	2,000	95	140	—	2,000
15～17 （歳）	100	140	—	3,000	100	140	—	3,000
18～29 （歳）	95	130	—	3,000	95	130	—	3,000
30～49 （歳）	95	130	—	3,000	95	130	—	3,000
50～64 （歳）	95	130	—	3,000	95	130	—	3,000
65～74 （歳）	95	130	—	3,000	95	130	—	3,000
75 以上（歳）	95	130	—	3,000	95	130	—	3,000
妊　婦（付加量）					+75	+110	—	—[1]
授乳婦（付加量）					+100	+140	—	—[1]

[1] 妊婦及び授乳婦の耐容上限量は，2,000 μg/日とする。

微量ミネラルの食事摂取基準

セレン（μg/日）

性別	男性				女性			
年齢等	推定平均必要量	推奨量	目安量	耐容上限量	推定平均必要量	推奨量	目安量	耐容上限量
0〜 5 （月）	—	—	15	—	—	—	15	—
6〜11 （月）	—	—	15	—	—	—	15	—
1〜 2 （歳）	10	10	—	100	10	10	—	100
3〜 5 （歳）	10	15	—	100	10	10	—	100
6〜 7 （歳）	15	15	—	150	15	15	—	150
8〜 9 （歳）	15	20	—	200	15	20	—	200
10〜11 （歳）	20	25	—	250	20	25	—	250
12〜14 （歳）	25	30	—	350	25	30	—	300
15〜17 （歳）	30	35	—	400	20	25	—	350
18〜29 （歳）	25	30	—	450	20	25	—	350
30〜49 （歳）	25	30	—	450	20	25	—	350
50〜64 （歳）	25	30	—	450	20	25	—	350
65〜74 （歳）	25	30	—	450	20	25	—	350
75以上 （歳）	25	30	—	400	20	25	—	350
妊　婦（付加量）					+5	+5	—	—
授乳婦（付加量）					+15	+20	—	—

クロム（μg/日）

性別	男性		女性	
年齢等	目安量	耐容上限量	目安量	耐容上限量
0〜 5 （月）	0.8	—	0.8	—
6〜11 （月）	1.0	—	1.0	—
1〜 2 （歳）	—	—	—	—
3〜 5 （歳）	—	—	—	—
6〜 7 （歳）	—	—	—	—
8〜 9 （歳）	—	—	—	—
10〜11 （歳）	—	—	—	—
12〜14 （歳）	—	—	—	—
15〜17 （歳）	—	—	—	—
18〜29 （歳）	10	500	10	500
30〜49 （歳）	10	500	10	500
50〜64 （歳）	10	500	10	500
65〜74 （歳）	10	500	10	500
75以上 （歳）	10	500	10	500
妊　婦			10	—
授乳婦			10	—

モリブデン（μg/日）

性別	男性				女性			
年齢等	推定平均必要量	推奨量	目安量	耐容上限量	推定平均必要量	推奨量	目安量	耐容上限量
0〜 5 （月）	—	—	2	—	—	—	2	—
6〜11 （月）	—	—	5	—	—	—	5	—
1〜 2 （歳）	10	10	—	—	10	10	—	—
3〜 5 （歳）	10	10	—	—	10	10	—	—
6〜 7 （歳）	10	15	—	—	10	15	—	—
8〜 9 （歳）	15	20	—	—	15	15	—	—
10〜11 （歳）	15	20	—	—	15	20	—	—
12〜14 （歳）	20	25	—	—	20	25	—	—
15〜17 （歳）	25	30	—	—	20	25	—	—
18〜29 （歳）	20	30	—	600	20	25	—	500
30〜49 （歳）	25	30	—	600	20	25	—	500
50〜64 （歳）	25	30	—	600	20	25	—	500
65〜74 （歳）	20	30	—	600	20	25	—	500
75以上 （歳）	20	25	—	600	20	25	—	500
妊　婦（付加量）					+0	+0	—	—
授乳婦（付加量）					+3	+3	—	—

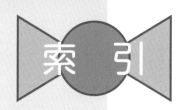

索　引

〔編著者〕

関口 紀子　　　東京家政大学家政学部　名誉教授　　第1章，第3章3（1），第5章1，第9章

〔著　者〕（五十音順）

色川 木綿子　　東京家政大学家政学部　講師　　　　第3章3（2）・（3）

宇和川小百合　　東京家政大学家政学部　准教授　　　第2章2～5

塩入 輝恵　　　東京家政大学短期大学部　准教授　　第2章1，第4章

七尾 由美子　　金沢学院大学人間健康学部　教授　　第8章

西山 良子　　　戸板女子短期大学　教授　　　　　　第5章2

森　 久栄　　　大阪夕陽丘学園短期大学　教授　　　第3章1・2

渡邊 美樹　　　文教大学健康栄養学部　准教授　　　第7章

蕨迫 栄美子　　昭和女子大学　非常勤講師　　　　　第6章

改訂 栄養教育・指導実習

2016年（平成28年）4月5日　初版発行～第5刷
2020年（令和2年）4月1日　改訂版発行
2022年（令和4年）12月20日　改訂版第4刷発行

編著者　関 口 紀 子
発行者　筑 紫 和 男
発行所　株式会社 建 帛 社
　　　　　　　　　KENPAKUSHA

112-0011　東京都文京区千石4丁目2番15号
TEL　（03）3944－2611
FAX　（03）3946－4377
https://www.kenpakusha.co.jp/

ISBN 978-4-7679-0679-9 C3047　　　あづま堂印刷／田部井手帳
© 関口紀子ほか，2016，2020.　　　Printed in Japan